Patrick McKeown

ASTHMA EINFACH WEGATMEN

Bibliografische Information der Deutschen Nationalbibliothek
Die Deutsche Nationalbibliothek verzeichnet diese Publikation in der Deutschen Nationalbibliografie. Detaillierte bibliografische Daten sind im Internet über https://dnb.de abrufbar.

Für Fragen und Anregungen
info@m-vg.de

Wichtige Hinweise
Dieses Buch ist für Lernzwecke gedacht. Es stellt keinen Ersatz für eine individuelle medizinische Beratung dar und sollte auch nicht als solcher benutzt werden. Wenn Sie medizinischen Rat einholen wollen, konsultieren Sie bitte einen qualifizierten Arzt. Der Verlag und der Autor haften für keine nachteiligen Auswirkungen, die in einem direkten oder indirekten Zusammenhang mit den Informationen stehen, die in diesem Buch enthalten sind.

Ausschließlich zum Zweck der besseren Lesbarkeit wurde auf eine genderspezifische Schreibweise sowie eine Mehrfachbezeichnung verzichtet. Alle personenbezogenen Bezeichnungen sind somit geschlechtsneutral zu verstehen.

6. Auflage 2026

Türkenstraße 89
80799 München
Tel.: 089 651285-0

Die irische Originalausgabe erschien 2003 bei Buteyko Books Loughwell unter dem Titel *Close your mouth*.

Redaktion: Doortje Cramer-Scharnagl
Umschlaggestaltung: Marc-Torben Fischer
Umschlagabbildung: shutterstock/artskvortsova
Fotos: S. 127 Connacht Tribune
Illustrationen: Patrick McKeown außer S. 46 iStock/bsd555
Satz: Satzwerk Huber, Germering
Druck: GGP Media GmbH, Pößneck
Printed in Germany

ISBN Print 978-3-7423-1099-6
ISBN E-Book (EPUB, Mobi) 978-3-7453-0740-5

Patrick McKeown

ASTHMA EINFACH WEGATMEN

Die wissenschaftlich belegte Atemtechnik, um Asthma, Heuschnupfen und Schnarchen dauerhaft loszuwerden

riva

Inhalt

Entscheiden Sie selbst über Ihr Asthma

Dieses Buch beschäftigt sich mit folgenden Fragen:

- Warum haben Sie Asthma und wie können Sie es loswerden?
- Wie befreien Sie Ihre Nase?
- Wie werden Sie Niesen und Husten dauerhaft los?
- Wie können Sie Schnarchen und Schlaflosigkeit zum Verschwinden bringen?
- Wie verbessern Sie Ihren Schlaf deutlich und bekommen mehr Energie?
- Wie werden Sie von Bedarfs- und Langzeitmedikamenten unabhängiger oder kommen ganz davon los?
- Wie treiben Sie richtig Sport und beugen Anstrengungsasthma durch Sport vor?

Durch eine Veränderung Ihrer Essgewohnheiten, das Vermeiden von Auslösefaktoren und den richtigen Sport kann Ihr Asthma um rund fünfzehn Prozent verringert werden. Dieses Buch gibt Ihnen alle notwendigen Informationen dazu – und hilft Ihnen auch mit den anderen fünfundachtzig Prozent.

Ich schreibe dieses Buch aufgrund meiner persönlichen Erfahrungen: Ich hatte über zwanzig Jahre lang Asthma. Deswegen weiß ich, wie es ist, ein andauerndes Engegefühl in der Brust zu haben und ständig in der Nacht aufzuwachen, weil das Atmen zu einem Kampf wird. Ich kenne das Gefühl der dramatischen Atemnot, wenn man mehr Luft in die Lungen ziehen möchte – doch egal, wie viel man einatmet, sich immer noch so fühlt, als ersticke man gleich. Den größten Teil meines Lebens konnte ich nur wenig Sport machen, da ich mir nie sicher war, ob meine Lungen das verkraften würden. Das war mein Leben – und Ihres sieht vielleicht genauso aus.

Aber ich weiß auch, wie es ist, komplett frei atmen zu können, ohne auf Asthmamedikamente angewiesen zu sein. Ich kann nun das Gefühl genießen, jede Woche zu joggen, ohne mir Gedanken über meine Atemwege zu machen. Ich schlafe jede Nacht durch, ohne um Luft zu ringen. Mein Atmen ist kein andauernder Kampf mehr und ich muss mich deswegen nicht mehr anstrengen. Ich atme mühelos und sanft. Mein Hauptziel mit diesem Buch ist es, auch Ihnen zu dieser Freiheit zu verhelfen.

Mein Leben veränderte sich 1997 für immer, als ich auf das Werk des 2003 verstorbenen russischen Arztes Konstantin Buteyko stieß. Dieser Arzt entdeckte die Verbindung zwischen unserem Atemzugvolumen und einer Reihe von Krankheiten, darunter Asthma.

Sie können nun sagen, dass Sie es schon einmal mit Atemübungen versucht haben und dass diese keinerlei Verbesserung gebracht haben. Ja, normale Atemübungen habe auch ich versucht. Aber der Ansatz Buteykos ist ganz anders. Ihm geht es darum, dass Sie lernen, wie Sie das Volumen Ihres Atems korrigieren.

Dieses Buch basiert auf fünfzig Jahren Forschung und auf meiner Lehrerfahrung mit Tausenden von Asthmatikern in der Buteyko-Klinik. Sie lernten dort, Ihre Atmung auf natürliche Weise zu kontrollieren. Dieser Ansatz ist einfach zu verstehen und kann problemlos in das tägliche Leben integriert werden. Er benötigt Einsatz, aber das ist schließlich bei allen erstrebenswerten Dingen der Fall. Die Methode kann von Kindern ab vier Jahren und allen Erwachsenen mit irgendeiner Form von Asthma und COPD (*chronic obstructive pulmonary disease*, chronisch obstruktive Lungenerkrankung) verwendet werden.

Die Verbesserungen zeigen sich in rund fünfzig Prozent weniger Husten, Niesen und Atemnot. Erste Fortschritte stellen sich normalerweise bereits nach zwei Wochen ein. Bei dieser Methode gibt es keinerlei »Wundermittel«. Alles basiert auf der normalen menschlichen Physiologie, ist sinnvoll und beweist die natürliche Verbindung zwischen Ihrer Atmung und Ihrem Asthma. Sechs unabhängige Versuche in der westlichen Welt und der Erfolg von Hunderttausenden von Asthmatikern weltweit haben zudem die Wirkung der Buteyko-Methode bestätigt.

Nun fragen Sie sich vielleicht: Wenn der Ansatz so gut ist, warum ist er dann nicht bekannter? Es gibt auf diese Frage keine direkte Antwort. Ein Hinweis mag sein, dass die Asthmatherapie normalerweise in den Händen von Ärzten und der pharmazeutischen Industrie liegt. Die meisten Patienten wollen eine schnelle Lösung ihrer Probleme. Die Ärzte verschreiben dann ein Medikament, das die Symptome unterdrückt – aber nicht wirklich die Ursache des Problems bekämpft. Darum gilt: Wenn Asthmamedikamente verschrieben werden, dann normalerweise mit der Anleitung: »Nehmen Sie sie für den Rest Ihres Lebens ein.«

Darüber hinaus sind es in der westlichen Welt meist Pharmaunternehmen, die Asthma erforschen. Für diese wäre es ein Nachteil, wenn ihre Patienten auf einmal keine Medikamente mehr bräuchten, so wie es zum Beispiel bei der Buteyko-Methode der Fall ist.

1

Wodurch entsteht Asthma?

Wenn Sie Ihren Arzt fragen, wodurch Asthma entsteht, dann wird seine Antwort lauten: »Ich weiß es nicht.« Die Hygiene-Hypothese geht davon aus, dass die Menschen aufgrund besserer Lebensbedingungen während ihrer Kindheit nicht mehr so vielen Infektionen ausgesetzt sind. Daher trete Asthma in den reichen Industrienationen immer häufiger auf.[1] Allerdings ist diese Hypothese umstritten. Untersuchungen in reichen Ländern haben gezeigt, dass Asthma häufiger in Bevölkerungsschichten mit einem niedrigeren sozioökonomischen Status vorkommt.[2] Diese sozioökonomischen Unterschiede beim Auftreten von Asthma bestätigen die Tatsache, dass es vor allem Umweltfaktoren sind, die eine Rolle in der Entwicklung der Krankheit spielen – und nicht der Hygienestatus.[3]

»Das geräuschvolle und ›schwere‹ Atmen eines Asthmatikers wurde immer als das Zeichen einer Krankheit angesehen. Niemand hat jemals geahnt, dass dieses schwere Atmen der Grund des bronchialen Asthmas ist und dass eine schwerere Atmung die Symptome der Krankheit erst auslöst.«

Dr. med. K. P. Buteyko

Welche Umweltfaktoren sind relevant und wie verursachen sie Asthma?

Wenn wir wohlhabender werden, verändert sich unser Lebensstil. Das hat einen wesentlichen Einfluss auf unsere Art zu atmen. In unserem modernen Leben essen wir mehr industriell verarbeitete Lebensmittel. Wir essen zu viel, treiben weniger Sport, sind vermehrt Stress ausgesetzt und haben in unseren Häusern und Wohnungen höhere Temperaturen.

Heutige Berufe sind meist im Dienstleistungssektor angesiedelt. Dadurch erhalten Menschen recht wenig Möglichkeit zur Bewegung und viele Arbeitsstunden sind nur mit Gesprächen gefüllt. Zusätzlich sind wir durch Fitnessstudios, den Sportunterricht, Stress-Beratungsdienste und sogar durch das westlich geprägte Yoga dem irrtümlichen Glauben ausgeliefert, dass tiefes Atmen Vorteile habe.

> Der moderne, westliche Lebensstil hat eine immense Auswirkung auf unsere Atmung: Er verstärkt sie.

Im gesamten Buch werde ich Begriffe wie Überatmen, chronisches Hyperventilieren und schweres Atmen verwenden. Diese Bezeichnungen meinen alle die gleiche Sache und sind der Schlüssel, um die Ursachen von Asthma und Rhinitis zu erklären.

Was ist Überatmen oder chronisches Hyperventilieren?

Wenn ich Ihnen sagen würde, dass Sie sich überessen, dann würden Sie sofort verstehen, was ich meine. Überessen bedeutet, dass man mehr Essen zu sich nimmt, als der Körper tatsächlich benötigt. Genauso bedeutet Überatmen, dass wir mehr Luft einatmen, als wir benötigen. Sie denken vielleicht, dass das auf Sie nicht zutrifft. Doch ganz oft bemerkt man dieses Überatmen gar nicht.

Hier ist eine Liste mit typischen Anzeichen für eine chronische Hyperventilation. Ich sehe sie oft bei Menschen, die in meine Klinik kommen. Wie viele davon treffen auf Sie zu?

- Atmung durch den Mund
- Geräuschvolles Atmen während einer Ruhepause
- Regelmäßiges Seufzen
- Regelmäßiges Schniefen
- Unregelmäßiges Atmen
- Aussetzen des Atems (Apnoe)
- Langes Einatmen vor dem Sprechen
- Tiefes Gähnen
- Atembewegungen des oberen Brustkorbs
- Viele sichtbare Atembewegungen
- Angestrengtes Atmen
- Schweres Atmen während der Nacht

Normales Atemzugvolumen: Die Anzahl an Atemzügen bei normaler Atemfrequenz beträgt zehn bis zwanzig pro Minute. Jeder Atemzug umfasst rund 500 Milliliter. Dies ergibt ein gesundes Volumen von fünf bis zehn Litern Luft pro Minute – so wird es auch in jedem medizinischen Lehrbuch beschrieben.

Das typische Atemzugvolumen eines Asthmatikers: Die Anzahl an Atemzügen eines typischen Asthmatikers liegt bei fünfzehn bis zwanzig pro Minute. Jede Einatmung neigt dazu, tiefer als normal zu sein. Sie kann 700 Milliliter bis einen Liter umfassen. Dies ergibt ein Volumen von zehn bis zwanzig Litern Luft pro Minute. Mehrere Versuche bestätigten, dass der durchschnittliche Asthmatiker pro Minute 14,1 Liter Luft einatmet.[4] Andere Studien ergaben ein Volumen von fünfzehn Litern[5] beziehungsweise zwölf Litern.[6] Dieses schwere Atmen besteht nicht nur kurzzeitig, sondern es ist chronisch. Das heißt, es geschieht jede Minute, jede Stunde, jeden Tag.

Menschen mit Asthma, COPD und anderen Atemwegsbeschwerden atmen also zwei- bis dreimal mehr ein, als nötig ist. Vergleicht man dies mit Essen, würden sie etwa sechs bis zehn Mahlzeiten pro Tag zu sich nehmen.

Warum überatmen wir?

Es gibt viele Gründe dafür, dass man überatmet. Nicht alle Gründe treffen auf jeden Menschen zu. Die folgenden sieben Faktoren sind in hochentwickelten und wohlhabenden Ländern besonders häufig. Das erklärt, warum Asthma und Rhinitis dort so oft auftreten.

1. **Ernährung:** Zu viel zu essen erhöht das Atemzugvolumen, denn der Körper benötigt mehr Energie, um die zusätzliche Nahrung zu verarbeiten. Zudem sind industriell verarbeitete Lebensmittel meistens säurehaltig. Der Körper bemüht sich darum, den korrekten pH-Wert des Blutes dennoch zu erhalten. Daher wird die Atmung verstärkt, um mehr Kohlendioxid (CO_2) loszuwerden.
2. **Sprechen:** Während wir reden, kommt es zwischen langen Sätzen zu tiefen Atemzügen. Menschen, die im Verkauf, Call Center oder der Lehre arbeiten, wissen aus eigener Erfahrung, wie müde und erschöpft sie sich nach mehreren Tagen pausenlosen Sprechens fühlen.
3. **Stress:** Anspannung ruft Flucht- oder Angriffsreaktionen hervor. Wir reagieren auf den Stress des modernen Lebens genauso, wie wir vor Tausenden von Jahren auf ein Raubtier reagiert haben, das plötzlich vor uns auftauchte. Wenn jemand einem Raubtier gegenüberstand, hatte er entweder die Wahl zu kämpfen oder so schnell wie möglich zu fliehen. Die Atmung verstärkt sich automatisch, um uns auf diese körperliche Aktivität vorzubereiten.
4. **Sitzende Lebensweise:** Wenn wir unsere Muskeln bewegen, werden größere Mengen an CO_2 produziert, das für die Versorgung

des Körpers mit Sauerstoff benötigt wird. Heutzutage führt ein Mangel an Sport zu einer geringeren Menge an CO_2. Der Organismus reagiert mit verstärkter Atmung, um das Sauerstoffdefizit auszugleichen. Vor fünfzig Jahren war es noch normal, sich vier Stunden am Tag körperlich zu betätigen. Im 21. Jahrhundert aber können sich viele Menschen glücklich schätzen, wenn sie pro Tag auf eine halbe Stunde Bewegung kommen.

5. **Fehlinformation:** Der Irrglaube, es sei gut, heftig zu atmen, wird nicht selten von Stressberatern, Fitnesscoaches, Trainern und Medienarbeitern verbreitet, die nicht richtig über das optimale Atemzugvolumen informiert sind. Sie ermutigen ihre Klienten oft, heftig einzuatmen, um den Körper mit mehr Sauerstoff zu versorgen. Dabei wird fälschlicherweise angenommen, dass ein heftiger Atemzug ein tiefer Atemzug sei. Babys atmen tief, man kann dies an den Bewegungen des Bauches erkennen. Ein heftiger Atemzug hingegen wird oft durch den Mund genommen, dabei bewegt sich normalerweise der obere Brustkorb. Diese zwei Atemarten sind also vollkommen unterschiedlich.
6. **Asthma:** Wenn sich die Atemwege zusammenziehen, meinen wir zu ersticken. Wir wollen dies Gefühl loswerden und atmen automatisch mehr. Allerdings ziehen sich dann die Atemwege nur noch weiter zusammen: Es entsteht ein Teufelskreis. Ich werde Ihnen später eine sehr sanfte Übung zeigen, um diesen zu durchbrechen.
7. **Höhere Temperaturen:** Unsere Häuser und Arbeitsplätze sind heutzutage in der Regel gut gedämmt und beheizt. Das vermehrt das Atmen, denn wir sind zu gut angezogen, um unsere Körpertemperatur über die Haut zu regulieren. Dadurch versucht der Körper, die Temperatur auf eine andere Weise zu regulieren – nämlich über die Atmung.

Die genetische Veranlagung beeinflussen

Man könnte meinen, dass heutzutage der gleiche Prozentsatz der Bevölkerung genetisch bedingt zu Asthma neigt, wie es früher der Fall war. Doch wir haben uns über Tausende von Jahren entwickelt. Obwohl die frühesten Berichte über Asthma bis zu den alten Ägyptern zurückgehen, betraf die Erkrankung damals nur einen kleinen Teil der Bevölkerung. Dies änderte sich in der zweiten Hälfte des 20. Jahrhunderts: So stieg in den USA die Zahl der Menschen, die nach Selbstangaben unter Asthma leiden, zwischen 1908 und 1996 um 74 Prozent an.[7]

Unser modernes Leben führt dazu, dass sich unsere Atmung tiefgreifend verändert. Die Auswirkungen dieser Überatmung hängen von der genetischen Veranlagung ab. Wenn Sie das »Asthma-Gen« in sich tragen und überatmen, dann werden Sie Asthma entwickeln. Wenn Sie andererseits eine familiäre Veranlagung zu Asthma haben, aber nicht überatmen, werden Sie kein Asthma entwickeln.

Ich versichere Ihnen: Auch ein bestehendes Asthma können Sie rückgängig machen, wenn Sie Ihr Überatmen korrigieren.

Angewohnheiten kann man sich abgewöhnen

Die gute Nachricht ist: Überatmen ist nur eine Angewohnheit. Die Strukturen des Gehirns (zentrale Chemorezeptoren), die das Volumen der eingeatmeten Luft regulieren (zentrale Chemorezeptoren), gewöhnen sich daran, zu viel einzuatmen.

In seiner Abhandlung mit dem Titel »Hyperventilation syndrome and asthma« (Hyperventilationssyndrom und Asthma) sagt Dr. Stephen Demeter, dass anhaltendes Hyperventilieren über mehr als vierundzwanzig Stunden das Gehirn offenbar sensibilisiere und dadurch zu noch länger anhaltendem Hyperventilieren führe.[8] Das Hyperventilieren wird so zur Angewohnheit und damit chronisch – selbst wenn die Hauptursache oder der Trigger beseitigt wurde.

Ich werde Ihnen mit den verschiedenen Übungen in diesem Buch beibringen, wie Sie Ihr Atemzugvolumen wieder auf ein normaleres Niveau bringen und dadurch Ihr Asthma rückgängig machen können. Mit anderen Worten: Ich werde Ihnen beibringen, weniger zu atmen.

Wie verursacht Überatmen Asthma?

Der Begriff Asthmaanfall wird verwendet, um eine kurze Zeitspanne mit typischen Atembeschwerden zu beschreiben. Ein Anfall kann von einem kurzen Husten oder einem leichten Niesen bis hin zu einer lebensgefährlichen Erfahrung reichen.

Bei der Verengung der Atemwege können verschiedene Faktoren zusammenkommen. Am häufigsten ist eine Entzündung der Atemwege, wodurch deren innere Wand anschwillt. Ein anderer Faktor ist eine Verkrampfung der feinen Muskulatur, die die Atemwege umgibt, ein dritter die vermehrte Abgabe von Schleim durch die sogenannten Becherzellen in den Luftwegen.

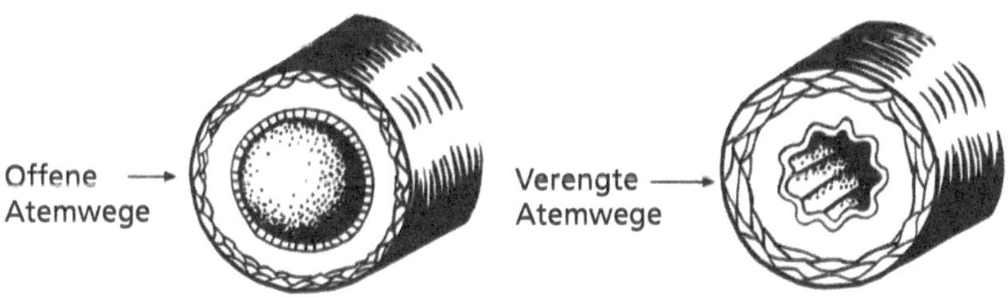

Es gibt verschiedene Theorien darüber, warum das Überatmen zu einer Verengung der Atemwege führt. Eine Theorie ist, dass die Atemwege sich aufgrund der großen zu verarbeitenden Luftmenge entweder abkühlen und/oder dass ihnen dadurch Wasser entzogen wird.[9]

Davis und Freed beschreiben im *European Respiratory Journal*, dass die wiederholte Reizung durch trockene Luft bei Hunden zu einer anhaltenden Atemwegsblockade und einer Entzündung führt. Diese Effekte sind mit dem Asthma vergleichbar, das bei Menschen vorkommen kann.[10] Professor Buteyko und andere weisen auf den Verlust von Kohlendioxid (CO_2) hin, den das Überatmen bewirkt.[11]

In einem Aufsatz mit dem Titel »The mechanism of bronchoconstriction due to hypocapnia in man« (Der Mechanismus der Bronchienverengung durch Hypokapnie beim Menschen) schreibt Sterling, dass Hypokapnie (also verminderte CO_2-Werte im Blut) durch freiwillige Hyperventilation bewirkt, dass der Atemwiderstand ansteigt. Wenn die Testpersonen jedoch eine Luftmischung mit fünf Prozent Kohlendioxid einatmeten, wurde eine Verengung der Bronchien vermieden. So konnte belegt werden, dass die Verengung durch die verminderten CO_2-Werte hervorgerufen wurde – und nicht durch die mechanischen Faktoren, die mit der Hyperventilation in Verbindung gebracht werden.[12]

Warum ist Kohlendioxid so wichtig?

Kohlendioxid (CO_2) ist ein Endprodukt unseres Stoffwechsels. Es ensteht, wenn aufgenommene Fette und Kohlenhydrate oxidieren, also »verbrannt werden«. Das CO_2 wird über das Blut zu den Lungen transportiert. Von dort aus wird das überschüssige CO_2 ausgeatmet.

Wenn Sie mit dem richtigen Atemzugvolumen atmen, behalten Sie genau die Menge an CO_2 in den Lungen, die Ihr Körper benötigt. Der menschliche Körper benötigt eine bestimmte Menge, um normal zu funktionieren. Wenn Sie jedoch überatmen, atmen Sie zu viel CO_2 aus.

> »Kohlendioxid ist im Grunde ein wichtigeres Lebenselement als Sauerstoff«, zitiert Dr. Artour Rakhimov seinen Kollegen Yandell Henderson in seinem Buch *Normal breathing – the key to vital health* (Normales Atmen – der Schlüssel zu vitaler Gesundheit).[13]

Aber Kohlendioxid ist nicht nur ein Endprodukt des Stoffwechsels. Es ist für diverse wichtige Körperfunktionen notwendig. Dazu gehören der Transport von Sauerstoff und die Erweiterung von Blutgefäßen und Luftwegen.

Sauerstofftransport

Sauerstoff kann nicht im Blut gelöst werden. Deswegen werden achtundneunzig Prozent des Gases von Hämoglobinmolekülen in den roten Blutkörperchen transportiert. Wieviel Sauerstoff das Hämoglobin abgeben kann, hängt von der Menge an Kohlendioxid ab, das zur Verfügung steht. Wenn der Kohlendioxidgehalt nicht auf dem benötigten Level von fünf Prozent ist, »klebt« der Sauerstoff am Hämoglobin und kann schlechter an das Gewebe und die Organe abgegeben werden. Dieser Zusammenhang wurde 1904 von Christian Bohr entdeckt und ist seitdem als Bohr-Effekt bekannt.

Unter normalen Umständen atmen Sie fünfundsiebzig Prozent des von Ihnen aufgenommenen Sauerstoffs wieder aus – sofern Sie ein gesundes Volumen von vier bis sechs Litern pro Minute einatmen. Selbst bei intensivem Sport werden noch geschätzte fünfundzwanzig Prozent der Sauerstoffzufuhr ausgeatmet.

Übrigens wird sich das Sauerstoffniveau in Ihrem Blut durch stärkeres Atmen nicht verbessern, da das Blut bereits zu siebenundneunzig bis achtundneunzig Prozent gesättigt ist. Stattdessen bewirkt die Atemverstärkung, dass der CO_2-Level sinkt. Das geschieht zuerst in Ihrer Lunge und dann in Ihrem Blut, in den Körpergeweben und den Zellen. In der

Folge kann das Hämoglobin weniger Sauerstoff an Ihre roten Blutzellen abgeben. Je mehr Luft Ihr Körper aufnimmt, desto weniger Sauerstoff wird also ins Blut abgegeben.

> Um das Gewebe und die Organe besser mit Sauerstoff zu versorgen, muss der moderne Mensch weniger atmen – und nicht mehr.

Erweiterung von Blutgefäßen und Luftwegen

Luftwege, Arterien und Kapillargefäße sind von glatter Gefäßmuskulatur umgeben. Durch Kohlendioxid werden diese Muskeln entspannt, sodass das Atmen leichtfällt und die Blutversorgung gesichert ist. Bei Menschen mit genetischer Veranlagung zu Asthma führt der Verlust von CO_2 dazu, dass sich die Luftwege zusammenziehen.

Hinzu kommt: Jeder Abfall des arteriellen CO_2-Drucks um 1 mmHg – der Normwert ist 40 mmHg – vermindert die Blutzufuhr zum Gehirn um zwei Prozent. Mit anderen Worten: Atmen Sie schwer, gelangt deutlich weniger Sauerstoff zu Ihrem Gehirn. Es ist kein Zufall, dass Symptome wie Müdigkeit, ein »vernebelter Verstand«, Beklemmung und schlechte Konzentrationsfähigkeit bei Asthmatikern üblich sind. Denn chronisches Überatmen trägt wesentlich zu diesen Symptomen bei.

Je schwerer Sie atmen, desto größer werden Ihre Probleme mit Asthma und Hyperventilation. Je ruhiger und leiser Sie atmen, desto mehr werden sich Ihre Blutgefäße und Luftwege öffnen.

Überatmen, allergische Reaktionen und andere Gesundheitsprobleme

Die Histamin-Werte steigen während andauernden Überatmens.[14] Histamin ist eine Substanz, die von den sogenannten Mastzellen abgegeben wird, sobald diese einem Allergen ausgesetzt sind. Histamin bewirkt Schwellungen beziehungsweise Ödeme, örtliche Entzündungen und Verengungen der kleineren Luftwege (Bronchien). Dies trifft vor allem auf Menschen mit Heuschnupfen (allergischer Rhinitis) und Asthma zu.

Wie viele der folgenden Hyperventilationssymptome finden Sie bei sich wieder?

- **Atemwegssystem:** Keuchen, Atemlosigkeit, Husten, Engegefühl im Brustkorb, andauerndes Gähnen, Schnarchen und Schlafapnoe
- **Nervensystem:** Mattheit, Benommenheit, schlechte Konzentration, Taubheitsgefühl, Schwitzen, Taumel, Schwindel, Kribbeln in Händen und Füßen, Zittern und Kopfschmerzen
- **Herz:** Herzrasen, Schmerz in der Brustregion und ein unregelmäßiger oder aussetzender Herzschlag
- **Psyche:** Beklemmungsgefühle, Anspannung, Depressionen, Besorgnis und Stress

Andere Symptome sind ein trockener Mund, Erschöpfung, Alpträume, Hautjucken, Handschweiß, Krämpfe, häufigeres Wasserlassen, Durchfall, Verstopfung, Schlaflosigkeit und allgemeine Schwäche.

Der Kardiologe Claude Lum betont, dass Hyperventilation mit einer Ansammlung bizarrer und oft anscheinend unzusammenhängender Symptome einhergeht, die jeden Teil des Körpers und jedes Organ oder System betreffen können.[15] Oder, um es mit den Worten von Professor Buteyko zu sagen: »Das Abatmen von Kohlendioxid aus dem Organismus führt zu Verkrampfungen der Bronchien, der Gefäße, des Magen-Darm-Trakts usw. Dies reduziert die Sauerstoffversorgung, ein Mangel an Sauerstoff tritt auf. Folglich wird der Atem schwerer und der Teufelskreis schließt sich.«

Überatmen und Anstrengungsasthma

Beim Sport verengen sich die Luftwege von Asthmatikern um siebzig bis neunzig Prozent.[16] Tatsächlich habe ich bisher noch keinen mittelschwer bis schwer betroffenen Asthmatiker kennengelernt, der nicht beim Sport das Asthma spürt. Man atmet automatisch mehr, sobald man mit dem Sport beginnt. Und je schwerer das Atmen im Verhältnis zu den Anforderungen des Stoffwechsels ist, desto stärker verengen sich die Luftwege.

Und bei noch einer weiteren »Anstrengung« kann es innerhalb weniger Minuten zu einem Asthmaanfall kommen: beim Lachen. Wir alle haben irgendeinen Freund oder Bekannten, der während eines Lachanfalls plötzlich zu husten oder keuchen beginnt. Beim Lachen werden lange Atemzüge durch den Mund genommen. Manche Menschen müssen nur dreißig Sekunden lang lachen, um Asthmasymptome zu verspüren.

Ein von der American Thoracic Society im Mai 2005 veröffentlichter Bericht geht davon aus, dass Lachen in siebenundfünfzig Prozent aller Fälle Asthmasymptome hervorruft. In dem gleichen Bericht kommentiert der Asthma-Experte Dr. Garay: »Niemand weiß, wie durch Lachen Asthma hervorgerufen wird. Aber Hyperventilieren kann eine Rolle spielen.«[17]

Man muss sich also fragen: Wenn schon wenige Minuten Sport oder Lachen Beschwerden hervorrufen – sollte es dann nicht auch logisch sein, dass man ebenfalls Symptome verspürt, wenn die Atmung ständig zwei- bis dreimal heftiger ist als nötig?

Warum ist Schwimmen vorteilhaft?

Mediziner haben ihren Asthmapatienten jahrelang erzählt, dass Schwimmen gut für sie sei. Doch sie wussten nie genau, warum eigentlich. Die Antwort ist einfach: Während des Schwimmens ist das Gesicht unter Wasser und dadurch atmet man weniger. Zwar atmet man alle paar

Züge durch den Mund ein. Trotzdem ist das Atemzugvolumen um einiges geringer als beim Rennen oder einem anderen Sport.

In den meisten Sportarten, die zu Lande ausgeübt werden, sind die Atemmuster nicht eingeschränkt. Das Atemminutenvolumen – berechnet aus Atemfrequenz mal Atemzugvolumen – erhöht sich während des Sports proportional. Wir haben bereits erfahren, dass in der Folge mehr CO_2 abgeatmet wird, was nicht nur zu einer schlechteren Sauerstoffversorgung führt, sondern auch zu einer Verengung der Atemwege. So wird der Teufelskreis der Überatmung aufrechterhalten.

Anders ist die Lage beim Schwimmen. Hier bewirkt das verringerte Atemzugvolumen, dass das durch den Sport vermehrt produzierte CO_2 nur in sehr geringem Maße abgeatmet wird. Der Kohlendioxidgehalt im Körper steigt, was wiederum die Luftwege erweitert. Unglücklicherweise sind sich die meisten asthmatischen Schwimmer dessen nicht bewusst. Sie fangen deshalb sofort wieder mit dem schweren Atmen an, sobald sie nicht mehr im Wasser sind.

2
Die Sehnsucht nach freiem Atmen

In diesem Buch möchte ich alles Unnötige weglassen. Ich möchte Ihnen nur erklären, was zu wirklichen Fortschritten führt. Dafür werden alle Atemübungen von einem Liniendiagramm begleitet. Um die Diagramme zu verstehen, müssen Sie die folgenden einfachen Zeichen verstehen:

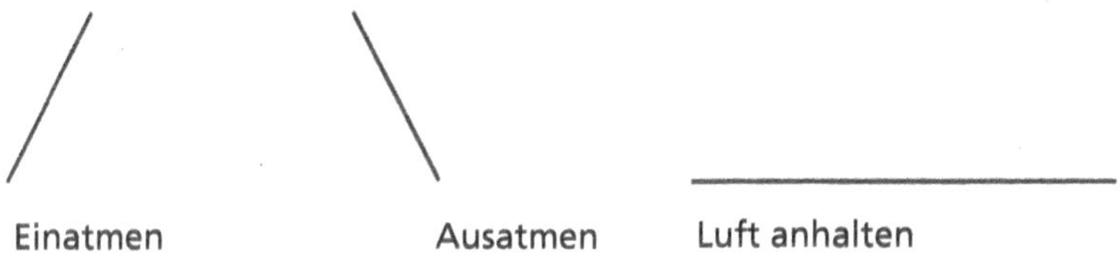

Alle Atemübungen und auch die Kontrollpause, während der Sie die Luft anhalten, werden nach dem Ausatmen ausgeführt. Wenn Sie den Atem nach dem Ausatmen anhalten und die Zeit messen, sind die Messungen vergleichbarer und konsistenter. Auch wird die Lunge so weniger belastet und die Konzentration an CO_2 erhöht sich, wodurch die Luftwege sich entspannen.

Das Atemzugvolumen messen – Ihre Kontrollpause

Es gibt einen sehr einfachen Test, mit dem Sie indirekt das Atemzugvolumen kontrollieren können. Der Test erfolgt bei angehaltenem Atem und wird Kontrollpause (KP) oder auch BOLT (Body-Oxygen-Level-Test) genannt. Die KP liefert eine Rückmeldung über Ihre Symptome und, noch wichtiger, über Ihre Fortschritte. Dabei messen Sie die Zeitspanne, in der Sie problemlos Ihren Atem anhalten können. Sie werden dafür eine Uhr und eine zweite Hand benötigen.

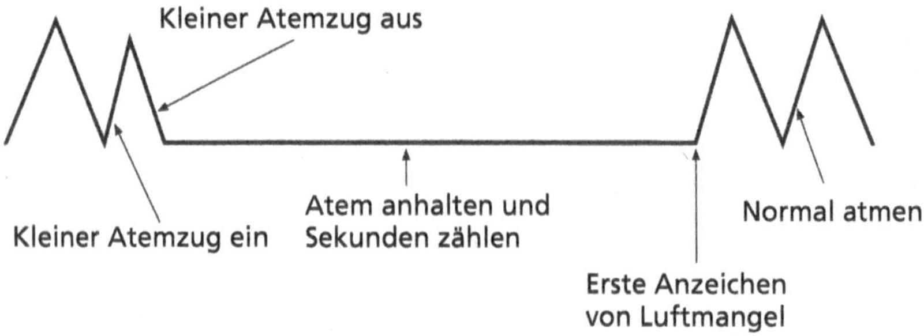

1. Atmen Sie einmal sanft ein und einmal sanft aus.
2. Halten Sie Ihre Nase mit Ihren Fingern zu, damit keine Luft in Ihre Lungen gelangt.
3. Messen Sie die Sekunden, bis Sie die ersten Anzeichen von Luftmangel beziehungsweise Lufthunger spüren. Sie werden eventuell auch spüren, dass Ihr Zwerchfell sich unwillkürlich zusammenzieht.
4. Lassen Sie Ihre Nase los und atmen Sie wieder durch sie ein.

Das Einatmen nach der Atempause sollte nicht länger sein als das normale Atmen vor der Messung. Vielmehr sollte es sanft und leise erfolgen. Wenn Sie den Atem zu lange anhalten, wird die KP dadurch ungenau.

Wichtige Dinge, die Sie wissen sollten, bevor wir beginnen:

1. Die Luft wird nach einem sanften Ausatmen angehalten.
2. Der Atem wird nur bis zum ersten Atemdrang angehalten. Es geht nicht darum, zu messen, wie lange Sie die Luft anhalten können.
3. Die KP dient nur der Messung der Zeit, in der Sie ohne Anstrengung Ihren Atem anhalten können. Es ist keine Übung, um Ihre Atmung zu korrigieren.

Erinnern Sie sich stets daran, dass Sie während der KP Ihren Atem nur so lange anhalten, bis der erste Atemdrang auftritt. Wenn Sie nach der Pause einen großen Atemzug nehmen müssen, haben Sie den Atem zu lange angehalten. Die genaueste KP erhält man morgens nach dem Aufwachen.

So interpretieren Sie Ihre KP-Werte

- Wenn Ihre KP **weniger als 10 Sekunden** beträgt, dann sind Ihre Asthmasymptome ernst. Atemlosigkeit, Keuchen und/oder Husten werden durch den Tag und die Nacht hindurch immer wieder auftreten. Das relative Atemzugvolumen, auf das man anhand einer so kurzen Atempause schließen kann, ist sehr hoch.
- Wenn Ihre KP **weniger als 20 Sekunden** beträgt, dann bestehen Symptome wie Husten, Keuchen, Atemlosigkeit, Anstrengungsasthma, Erkältungen, Atemwegsinfektionen und Müdigkeit. Je kürzer Sie Ihre Luft anhalten können, desto mehr dieser Symptome werden Sie aufweisen.
- Wenn Ihre KP **zwischen 20 und 40 Sekunden** liegt, sind kaum oder keine Hauptsymptome mehr vorhanden. Dennoch könnten Sie Symptome entwickeln, wenn es einen entsprechenden Auslöser gibt. Wie sehr sich ein Trigger auswirkt, hängt von Ihrer KP ab – je höher der KP-Wert, desto weniger Beschwerden werden Sie haben. Insgesamt werden Sie sich mit einer KP zwischen 20 und 40 Sekunden recht wohl fühlen und Ihr Atem wird ruhiger sein. Zusätzlich

sollten Sie keine Atemprobleme während der Nacht haben und auch Sport sollte keinen Anfall mehr auslösen. Erkältungen und Atemwegsinfektionen werden spürbar seltener.

- Wenn Ihre KP **mehr als 40 Sekunden** beträgt, dann sind keine Asthmasymptome vorhanden. Mit Ihrer leichten Atmung sind Sie energiegeladen, gesund und hellwach. Um diese körperliche Veränderung dauerhaft zu sichern, muss man eine morgendliche KP von 40 Sekunden für sechs Monate aufrechterhalten.

Zur Erinnerung: Je kürzer die Zeit ist, für die Sie Ihren Atem anhalten können, desto größer ist Ihr Atemzugvolumen und desto ausgeprägter werden Ihre Asthmasymptome sein. Ein stark betroffener Asthmatiker wird zum Beispiel eine Kontrollpause von weniger als 10 Sekunden haben. Seine Atmung wird sowohl in Ruhe als auch während des Sports deutlich ausgeprägt sein. Ein Asthmatiker mit einer morgendlichen KP von 40 wird keinerlei Symptome vorweisen. Seine Atmung wird während einer Ruhepause nicht bemerkbar sein. Sport wird bei ihm nur zu einer geringen Steigerung der Atemzüge führen und daher keinerlei Asthma hervorrufen.

Wichtige Regeln, damit Sie Fortschritte machen

- Jedes Mal, wenn Ihre KP sich um 5 Sekunden verbessert, werden Sie sich besser fühlen. Wenn sich Ihre KP nicht verbessert, werden Sie sich nicht besser fühlen.
- Ihre KP sollte sich jede Woche um drei bis vier Sekunden verbessern.
- Die genaueste KP wird direkt nach dem Aufwachen gemessen. Sie können während des Schlafens Ihre Atmung nicht beeinflussen. Daher wird Ihr natürliches Atemzugvolumen gleich am Morgen noch vom Atemzentrum bestimmt.
- Wird die KP über den Tag hinweg gemessen, gibt sie Ihnen eine Rückmeldung über Ihr Asthma zum jeweiligen Messzeitpunkt.
- Ihr Ziel ist es, für mindestens sechs Monate eine KP von 40 Sekunden zu erreichen.

In drei Schritten zu einer besseren KP

Mit diesen drei einfachen Schritten können Sie Ihre KP verbessern.

1. **Beenden Sie schweres Atmen**
   - Schließen Sie Ihren Mund.
   - Seufzen Sie nicht mehr – wenn ein Seufzer aufkommen will, schlucken Sie stattdessen oder halten Sie Ihren Atem an.
   - Atmen Sie ruhig und sanft. Ihr Atmen sollte, wenn Sie ruhen, nicht zu hören sein.
   - Gähnen Sie mit geschlossenem Mund.
2. **Üben Sie, reduziert und richtig zu atmen.** Praktizieren Sie die sechs einfachen Übungen aus Kapitel 3 (siehe Seite 40) – jede davon hat ihren eigenen Zweck.
3. **Treiben Sie Sport – aber mit korrekter Atmung.** Sport ist notwendig, um die KP von 20 auf 40 Sekunden zu erhöhen. Mehr Details darüber folgen später.

Schritt 1 ist die Grundlage. Atmen Sie dauerhaft durch die Nase und unterdrücken Sie Seufzer. Werden Sie sich Ihrer Atmung bewusst und stellen Sie sicher, dass sie über den Tag hinweg ruhig ist. Regelmäßiges Seufzen kann chronisches Hyperventilieren fördern. Deshalb ist es sehr wichtig, dass Sie jedes Seufzen vermeiden, indem Sie entweder schlucken oder Ihren Atem anhalten. Wenn diese Grundlage nicht gegeben ist, werden auch Ihre sonstigen Fortschritte nicht sonderlich gut sein.

Sicher ist: Sie werden Fortschritte machen, wenn Sie einfach nur Ihren Mund geschlossen halten. Aber das allein reicht nicht aus. Es ist auch notwendig, dass Sie sich Ihr Überatmen abgewöhnen, das sich meist über Jahre hinweg entwickelt hat.

> Um Ihre KP von 10 auf 20 Sekunden zu verbessern, sind die Schritte 1 und 2 notwendig. Um Ihre KP von 20 auf 40 Sekunden zu verbessern, ist zusätzlich Schritt 3 notwendig.

Das Verhältnis von Atemzugvolumen und Kontrollpause

Wenn sich Ihr Atemzugvolumen auf einen normalen Level reduziert, dann erhöht sich Ihre KP. Das folgende Beispiel zeigt die Beziehung zwischen Ihrem Atemzugvolumen und Ihrer KP.

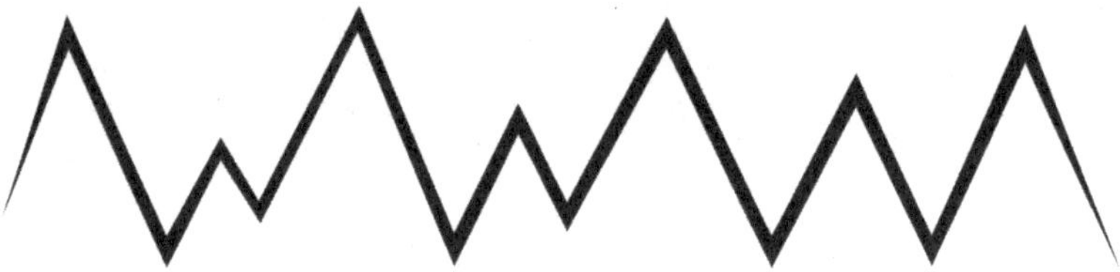

Niedrige KP von bis zu 10 Sekunden

KP von 10 Sekunden: Die Atmung ist geräuschvoll, laut, unregelmäßig, lang, schwer und anstrengend.

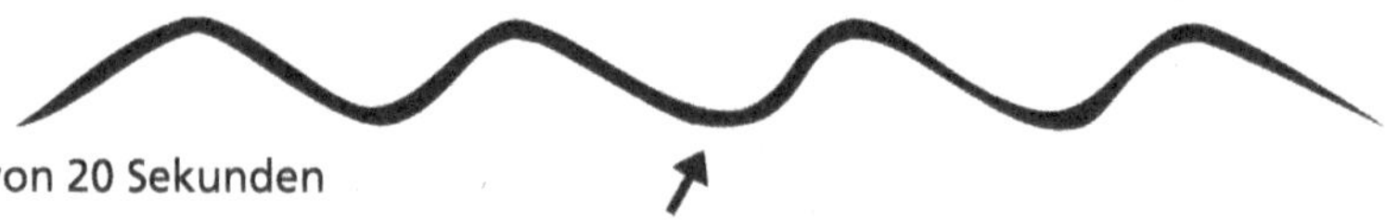

KP von 20 Sekunden

Natürliche Pause von 1 Sekunde

KP von 20 Sekunden: Die Atmung ist immer noch schwer, aber ruhiger. Nach jedem Atemzug folgt eine natürliche Pause.

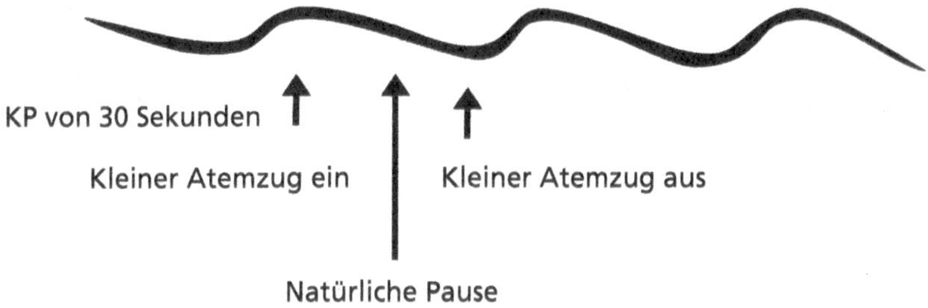

KP von 30 Sekunden: Die Atmung ist ruhig und leise. Die natürliche Pause zwischen den Atemzügen wird länger.

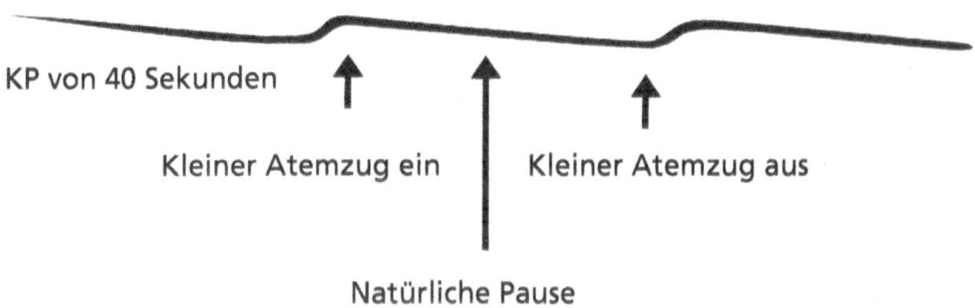

KP von 40 Sekunden: Die Atmung ist sehr leise, ruhig und von außen nicht bemerkbar.

Die Veränderung unseres Lebensstils und die Auswirkungen

Vor fünfzig Jahren:

- Mehr körperliche Aktivität
- Mehr naturbelassenes Essen
- Selteneres Überessen
- Kühlere Temperaturen innerhalb der eigenen vier Wände
- Sprechen vor allem im privaten Umfeld
- Weniger Stress und Wettbewerb
- Eine grünere Umwelt und mehr Natur

Resultat: korrektes Atemzugvolumen – höhere KP – seltenes Asthma

Heute:

- Wenig körperliche Aktivität
- Mehr industriell verarbeitete Lebensmittel
- Überessen als Standard
- Höhere Temperaturen zu Hause, wärmere Kleidung
- Sprechen als wichtiger Bestandteil unseres Arbeitslebens
- Mehr Stress und Wettbewerb
- Künstliche und laute Umgebung aus Beton, Informationsüberflutung

Resultat: großes Atemzugvolumen – niedrigere KP – häufiges Asthma

3
Die Buteyko-Methode

Ich habe viele Tausende Asthmatiker unterrichtet. Dank dieser Erfahrungen kann ich einen sehr einfachen Ansatz weitergeben, um Asthma zu überwinden. Die Beschreibung der Übungen ist speziell von den Buteyko-Kliniken entwickelt worden. Der Ansatz ist einfach zu erlernen, umzusetzen und in Ihren Lebensalltag einzubauen.

Letztlich sollen alle Übungen Ihre Atmung korrigieren und chronisches Hyperventilieren rückgängig machen. Das Ziel ist leises, sanftes, ruhiges und regelmäßiges Atmen, das durch eine hohe KP bestätigt wird. Die Atemübungen sind das Werkzeug, das Sie an dieses Ziel bringen wird.

Allen Atemübungen, die später in diesem Kapitel beschrieben werden, liegt ein Prinzip zugrunde: für eine bestimmte Zeit lang weniger zu atmen, um die schlechte Angewohnheit des Überatmens loszuwerden.

Wenn Sie eine der Atemübungen ausführen, müssen Sie »Lufthunger« bekommen. Wie groß dieser ist, hängt davon ab, welche Übung Sie machen. Das Ausmaß Ihres Lufthungers ist eine wichtige Rückmeldung und hilft, die Gewohnheit des Überatmens zu korrigieren. Sollte der Lufthunger mehr werden, dann liegt dies am CO_2-Anstieg in Ihrem Blut. Ihr Atemwegssystem reagiert auf den Anstieg an CO_2, indem es Ihre Atmung anregt. Damit versucht der Körper, den CO_2-Level niedrig zu halten. Nachdem Sie das Verlangen nach Luft für neun bis zwölf Minuten gespürt haben, wird das vermehrte CO_2 Ihre Blut-Hirn-Schranke passieren und das Atemwegssystem ein wenig in Richtung Normalfunktion einregeln. Dies wird durch eine längere KP angezeigt. Deren Dauer sollten Sie wenige Minuten nach dem Ende Ihrer fünfzehn- bis zwanzigminütigen Atemübung messen.

Stellen Sie sich vor, dass Sie jeden Tag zehn Mahlzeiten essen. Sie besuchen nun einen Diät-Kurs. Dort sagt Ihnen jemand, dass Sie Ihre Mahlzeiten auf die normale Anzahl von zwei bis drei pro Tag reduzieren müssen. Damit würden Sie ebenfalls sehr hungrig werden. Denn diese Menge ist weniger als jene, an die der Körper sich gewöhnt hat. Innerhalb von ein paar Tagen würde das Hungergefühl jedoch weniger und Ihre Gesundheit würde sich verbessern. Wenn Sie Ihre Atmung korrigieren, reduzieren Sie absichtlich Ihren Atem und fühlen dabei den Lufthunger, um einen Fortschritt zu erreichen.

Das Gefühl von Lufthunger kommt nicht davon, dass Ihr Körper nicht genug Sauerstoff bekommt – sondern davon, dass Sie weniger atmen als normal.

Es gibt eine einfache Regel. Ohne diese werden Sie nur wenige Fortschritte machen: Sie können sicher sein, dass Sie Ihre Atmung reduzieren, wenn Sie auch weniger Lufthunger verspüren. Umgekehrt gilt: Um weniger zu atmen, müssen Sie sich atemlos fühlen.

Luft zu wollen, ist das Gleiche, wie Luft zu brauchen. Manche Menschen beschreiben dieses Gefühl als Ersticken oder Würgen. Diese Atemlosigkeit zu spüren, ist ähnlich wie das Gefühl, das Sie beim Sport haben.

Um einen solchen Lufthunger zu erfahren und zu verstehen, probieren Sie Folgendes aus:

- Atmen Sie kurz ein.
- Atmen Sie sanft aus.
- Halten Sie Ihre Nase zu und warten Sie, bis Sie ein wahrnehmbares – aber nicht anstrengendes – Verlangen spüren, einzuatmen.

Grundlegende Hinweise

Atemübungen sind für die meisten Menschen absolut sicher. Dennoch gibt es einige Menschen, für die diese Übungen nicht geeignet sind. Wenn Sie zu diesen Gruppen gehören oder sich nicht sicher sind, ob Sie dazugehören, dann machen Sie keine Atemübungen.

Kategorie 1 – Verzichten Sie auf die folgenden Übungen, wenn Sie eines der folgenden gesundheitlichen Probleme haben oder hatten:

- Aktuelle Krebsbehandlungen
- Diabetes Typ 1
- Epilepsie
- Schizophrenie
- Blutdruckprobleme
- Brustschmerzen oder Schmerzen in der Herzregion
- Sichelzellenanämie
- Arterienerweiterung (Aneurysma)
- Herzprobleme innerhalb der letzten sechs Monate
- Unbehandelte Hyperthyreose
- Gehirntumor
- Lebererkrankungen

Kategorie 2 – Üben Sie nur sehr vorsichtig, wenn Sie eines der folgenden gesundheitlichen Probleme haben oder hatten:

- Schweres Asthma, COPD oder Emphysem
- Diabetes Typ 2
- Angstgefühle/Depressionen
- Migräne

Auch schwangere Frauen gehören in den ersten drei Monaten der Schwangerschaft zu dieser Gruppe, die niemals mehr Luftmangel verspüren sollte als bei einem leichten Spaziergang. Um dies zu erreichen, sollten alle

Menschen, die zur Kategorie 2 gehören, nur die Übungen 2 und 6 ausführen.

Wenn Sie zu Angstgefühlen oder Migräne neigen, erhöhen Sie Ihre KP am besten nur sanft. Wenn sich Ihre KP zu schnell erhöht, können sich Ihre Symptome für kurze Zeit verschlechtern. Dabei handelt es sich um eine Reinigungsreaktion und Ihre KP wird sich erhöhen, sobald diese abgeschlossen ist. Um die KP langsam zu erhöhen, sollte der Luftmangel aber nicht zu stark werden.

Besser noch als das eigenständige Üben ist es für die Kategorie 2, einen erfahrenen Therapeuten zurate zu ziehen.

Reinigungsreaktionen

Ungefähr zwei Drittel der Menschen, die reduziert atmen, erleben eine Entgiftungs- oder Reinigungsreaktion. Denn das Atmen mit einem größeren Volumen verbessert die Durchblutung und die Sauerstoffzufuhr zu allen Organen und Geweben. Reinigungsreaktionen finden statt, wenn die KP auf zehn, zwanzig oder vierzig Sekunden ansteigt. Sie können auch auftreten, wenn die KP zwei-, vier- oder sechsmal höher ist als der anfängliche Wert.

Bei Reinigungsreaktionen verstärken sich die Symptome im Allgemeinen zunächst leicht. Bei den meisten Menschen hält dieser Effekt jedoch nur ein bis zwei Tage an. Je nach individueller Veranlagung können die typischen Reinigungssymptome so aussehen:

- Vermehrtes Abhusten von Schleim aus den Bronchien
- Erkältung mit laufender Nase
- Durchfall
- Appetitverlust
- Vermehrtes Gähnen und Müdigkeit

- Schlaflosigkeit
- Allgemeines Unwohlsein
- Von der gesamten Haut ausgehender Körpergeruch, besonders dann, wenn Sie große Mengen Kortikosteroide eingenommen haben
- Kurzzeitige Kopfschmerzen
- Gesteigerte Reizbarkeit oder Angstgefühle (siehe Anmerkung oben zu Kategorie 2)
- Metallischer oder kupferartiger Geschmack im Mund
- Vermehrter Durst

Machen Sie sich keine Sorgen: Es ist sehr unwahrscheinlich, dass bei Ihnen alle Reaktionen auftreten werden. Wenn Sie viele oder starke Symptome verspüren, lässt dies auf eine umfassende Reinigungsreaktion schließen. Entsprechend intensiv sind die physiologischen Veränderungen.

Ein integraler Teil von Reinigungsreaktionen ist es, weniger Appetit zu haben. Essen Sie deswegen nur dann, wenn Sie wirklich hungrig sind. Trinken Sie aber über den Tag hinweg regelmäßig warmes Wasser und fahren Sie mit den Übungen 2 und 6 fort. So beschleunigen Sie die Reinigungsreaktion und erleben sie weniger intensiv.

Während des Reinigungsprozesses wird sich Ihre KP schnell verkürzen. Sie wird sich erst wieder verlängern, wenn die Reinigungsreaktion abgeschlossen ist. Dann fühlen Sie sich sehr viel besser. Zu den positiven Signalen danach zählen: viel weniger Keuchen, Husten und Atemlosigkeit, mehr Ausgeglichenheit und Konzentration, besserer Schlaf und mehr Energie. Dazu ein reduzierter Appetit und weniger Verlangen nach Kaffee, Schokolade und Sonstigem.

Nasenatmung und ihre Bedeutung

Alle neugeborenen Babys – und ein Großteil der Tiere – atmen durch die Nase. Hunde hecheln durch den Mund, um ihre Körpertemperatur zu regulieren. Aber meistens ist ihr Mund geschlossen. Viele Menschen schlafen, laufen, ruhen und arbeiten hingegen mit offenem Mund. Man könnte fast meinen, die Nase sei nur Dekoration!

Doch Ihre Nase spielt eine wichtige Rolle, bevor die Luft in die Lunge gelangt. Nach meiner Erfahrung können Ihre Asthmasymptome um ungefähr 30 Prozent gemildert werden, wenn Sie dauerhaft durch die Nase atmen. Auf der anderen Seite gilt: Wenn Sie nicht durch die Nase atmen, werden Sie Ihr Asthma nie wieder los.

Ihre Nase

- **filtert:** Hierzu ist Ihre Nase mit einer Schleimhaut ausgekleidet. »Es wurde geschätzt, dass drei Viertel aller Bakterien, die in die Nase gelangen, auf deren Schleimhaut haften bleiben und dort abgetötet werden. Es ist eine Tatsache, dass das Nasensekret seine eigene antibakterielle Funktion hat.«[1] Ihre Nase filtert auch größere Partikel aus der Luft, die üblicherweise Asthma auslösen. Es schockiert mich immer wieder, wie Eltern asthmakranker Kinder manchmal riesige Geldmengen dafür verschwenden, Teppiche, Vorhänge und Bettbezüge auszuwechseln oder in moderne Staubsaugersysteme investieren, um das Einatmen von Staubmilben zu verringern. Aber sie ermutigen ihre Kinder viel zu selten, durch die Nase zu atmen.
- **wärmt:** Ihre Nase wärmt die eigeatmete Luft an. Damit wird es unwahrscheinlicher, dass sich Ihre Luftwege auskühlen. »Luft, die durch die Nasenmuscheln wirbelt, wärmt sich schnell auf: Wenn sie mit 6 °C in die Nase einströmt, dann wird sie auf 30 °C erwärmt, bis sie das Ende der Nase erreicht hat. Während sie die Luftröhre passiert, wird die Luft auf Körpertemperatur ansteigen.«[2]
- **befeuchtet:** Ihre Nase ist mit einer feuchten Schleimschicht ausgestattet, die ebenfalls die Luft befeuchtet.

- **reguliert das Atemzugvolumen:** Ihre Nasenlöcher sind viel kleiner als Ihr Mund. Dadurch entsteht beim Einatmen ein größerer Widerstand. Das Resultat ist ein leiseres, ruhigeres und besseres Atmen.

Mundatmung hingegen führt zu einem trockenen Mund, der ideale Bedingungen für Bakterien bietet. So kommt es zu Karies und auch das Zahnfleisch wird anfälliger für Erkrankungen. Zusätzlich können Kinder, die normalerweise durch den Mund atmen, sehr viel leichter Zahnfehlstellungen entwickeln.

»Über die Jahre hinweg bemerkte ich bei Kindern eine ansteigende Tendenz zur chronischen oder gewohnheitsmäßigen Mundatmung. Dies ist nicht nur schlecht für die Entwicklung von Kiefer und Schädel sowie auf den richtigen Biss, sondern wirkt sich auch negativ auf die allgemeine Gesundheit des Kindes aus. Es gibt in der Literatur viele Hinweise darauf, dass Mundatmung kontraproduktiv für Wachstum und Entwicklung von Gesicht und des Kiefers ist. Zudem werden alle Kinder mit gewohnheitsmäßiger Mundatmung unter Zahnfehlstellungen leiden.«[3]

Nicht zuletzt sieht Mundatmung grauenhaft aus.[4] Schauen Sie sich im Spiegel an, während Sie durch den Mund atmen, und Sie werden das bestätigen können. Wenn Sie attraktiv aussehen möchten, dann halten Sie Ihren Mund geschlossen!

Brauchen Sie noch weitere Argumente? Nun, wenn Sie von Mund- auf Nasenatmung umsteigen, werden Sie die für Asthmatiker typische Rhinitis mit Symptomen wie Keuchen, verstopfte oder laufende Nase, juckende Nase, Kehle, Augen und Ohren nachhaltig reduzieren. Zusätzlich wurde mir von meinen Patienten berichtet, dass Polypen innerhalb weniger Monate schrumpften, nachdem die Patienten begonnen hatten, dauerhaft durch die Nase zu atmen.

Schenken Sie allen Übungen Ihre volle Aufmerksamkeit!

Die Atemübungen

- Übung 1: Übung zum Freimachen der Nase (mittlerer bis großer Lufthunger)
- Übung 2: Atmen mit reduziertem Volumen (tolerierbarer Lufthunger)
- Übung 3: Nasenatmung während des Sports (tolerierbarer Lufthunger)
- Übung 4: Atemanhalteübung während des Sports (mittlerer bis großer Lufthunger)
- Übung 5: Schritte – für Kinder und gesunde Erwachsene (mittlerer bis großer Lufthunger)
- Übung 6: Kurzes, häufiges Luftanhalten – sinnvoll, wenn Sie unter Beschwerden leiden, einen niedrigen KP-Wert haben oder in fortgeschrittenem Alter sind (geringer Lufthunger)

Übung 1: Übung zum Freimachen der Nase

Wenn Ihre KP bei unter zehn Sekunden liegt oder eine der Bedingungen auf Sie zutrifft, die in den »Grundlegenden Hinweisen« genannt werden, dann halten Sie Ihren Atem nicht zu lange an. Verwenden Sie stattdessen Übung 6 (siehe Seite 67), um Ihre Nase zu befreien.

Ihre Nase verstopft sich automatisch, wenn Sie überatmen. Blutgefäße entzünden sich und es wird mehr Sekret abgesondert. Dadurch wird das Atmen durch die Nase schwerer. So entsteht ein Teufelskreis, denn Sie steigen auf Mundatmung um, sobald Ihre Nase verstopft ist. Dadurch atmen Sie noch mehr CO_2 ab und Ihre Nase verstopft nur noch weiter.

Diese Übung ist sehr nützlich, um Ihre Nase innerhalb weniger Minuten zu befreien.

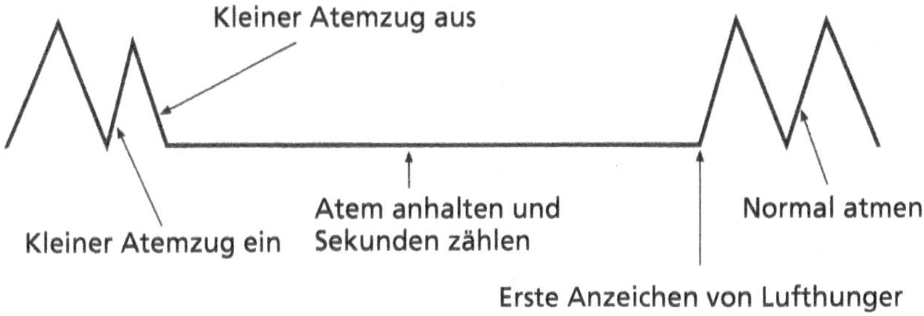

1. Sitzen Sie aufrecht.
2. Atmen Sie, sofern möglich, geräuschlos und leicht durch Ihre Nase ein und atmen Sie ebenso geräuschlos und leicht durch die Nase aus. Falls Ihre Nase sehr verstopft ist, nehmen Sie einen winzigen Atemzug durch Ihren Mundwinkel.
3. Halten Sie Ihre Nase mit Ihren Fingern zu und halten Sie Ihren Atem an. Der Mund bleibt dabei geschlossen.
4. Nicken Sie sanft mit Ihrem Kopf oder wiegen Sie Ihren Körper. Halten Sie dabei Ihre Nase so lange zu, bis Sie das Gefühl haben, den Atem nicht weiter anhalten zu können, und ein starkes Verlangen spüren einzuatmen.
5. Lassen Sie dann Ihre Nase los und atmen Sie sanft durch sie ein und aus – mit geschlossenem Mund.
6. Beruhigen Sie Ihren Atem so schnell wie möglich.

Falls Ihre Nase nicht sofort komplett frei ist, dann warten Sie, bis Ihr Atem sich wieder beruhigt hat. Das dauert ungefähr 30 Sekunden. Erst dann führen Sie die Übung erneut durch. Sie werden sie einige Male machen müssen, ehe Ihre Nase komplett frei ist.

Nachdem Sie diese Übung ein paarmal wiederholt haben, wird Ihre Nase frei sein. Sie fühlen sich eventuell auch warm und wacher, da sich Ihre Blutgefäße erweitert haben. Diese Übung ist auch nützlich, um die Atemwege insgesamt von Schleim zu befreien und um Stuhlverstopfungen loszuwerden. Bei Obstipation können Sie die Übung einfach auf der Toilette probieren.

Ein niedriger KP-Wert bedeutet, dass Sie überatmen und Ihre Nase dadurch bald wieder verstopft. Ihre Nase wird nur dann frei bleiben, wenn Ihr KP-Wert am Morgen bei über 20 Sekunden liegt.

Verwenden Sie diese Übung jedes Mal, wenn Ihre Nase verstopft ist. Stellen Sie sicher, dass Sie durch Ihre Nase einatmen – selbst wenn Sie eine Erkältung haben. Sie denken vielleicht, dass Sie Ihre Nase nicht befreien können, wenn Sie stark verschnupft sind. Aber Sie können es schaffen! Wenn Sie einen Schnupfen haben, dann schließen Sie Ihren Mund und reduzieren Sie Ihre Atmung den ganzen Tag über (dazu später mehr). Dies wird Ihre Erkältung nicht nur verkürzen, sondern auch die Wahrscheinlichkeit verringern, dass diese sich in Ihrem Brustkorb ausbreitet. Ich habe Hunderte Asthmatiker beobachtet, welche die Häufigkeit von Schnupfen und andere Atemwegsinfekten dramatisch verringert haben, nachdem sie gelernt hatten, durch die Nase zu atmen und ihr Atemzugvolumen zu korrigieren.

Wenn Sie zum ersten Mal von Mund- auf Nasenatmung umstellen, wird das eingeatmete Luftvolumen reduziert. Ihr Mund ist eine größere Öffnung und Sie können deswegen auf diesem Weg viel mehr Luft einatmen. Wenn Sie Ihren Mund für viele Jahre offen hatten, hat sich Ihr Körper mit sehr hoher Wahrscheinlichkeit daran gewöhnt, auf diese Weise zu überatmen.

Ihre Nasenlöcher sind kleinere Öffnungen und bieten deswegen mehr Widerstand als Ihr Mund. Sie haben darum vermutlich zunächst das Gefühl, durch die Nase weniger Luft zu bekommen. Dies wird jedoch nur für kurze Zeit so sein. In ein paar Tagen werden sich Ihre Atemwege an das gesunde Atemzugvolumen gewöhnt haben.

Egal, was Sie tun: Stellen Sie sicher, dass Sie Ihren Mund geschlossen halten. Es kann vorkommen, dass Ihr Körper Sie mit ein paar Tricks wieder zum Überatmen bringen möchte – zum Beispiel durch Gähnen, Seufzen, regelmäßiges Schnäuzen oder gelegentliches Mundatmen. Versuchen Sie, während dieser Momente Ihr Atemzugvolumen nicht zu erhöhen.

Wenn Sie sich fühlen, als müssten Sie schwer atmen – etwa während eines Seufzers – dann schlucken Sie sofort. Wenn Sie anschließend das

Verlangen spüren zu gähnen, dann vermeiden Sie es, dabei einen großen Atemzug zu nehmen. Denn dieser begleitet in der Regel das Gähnen. Versuchen Sie stattdessen das Gähnen zu unterdrücken, indem Sie den Mund geschlossen halten oder schlucken.

Ein typischer Mundatmer braucht nur ein paar Tage, um dauerhaft auf Nasenatmung umzusteigen. Am wichtigsten ist dabei, die Atmung bewusst zu beobachten und Übungen zu machen, um nicht mehr zu überatmen.

Die Nasenatmung sollte immer und während aller Aktivitäten beibehalten werden. Denken Sie daran: Immer wenn Sie durch den Mund atmen, verstärken sich Ihre Asthmasymptome und verschlechtern die Sauerstoffversorgung Ihrer Gewebe und Organe.

Nachdem Sie auf Nasenatmung umgestiegen sind, wird das Atmen durch den Mund unangenehm. Sie spüren dann die Folgen der kalten, trockenen Luft, die durch den Mund kommt. Viele Menschen wundern sich, wie sie es geschafft haben, mit einer dauerhaft verstopften Nase zu leben. Nicht selten versuchen sie, dies mit Nasenspray, abschwellenden Mitteln oder gar durch Operationen zu bekämpfen – meist erfolglos.

Kochsalzlösung bei Rhinitis

Zusätzlich ist die folgende Rezeptur ideal für Menschen, die unter Rhinitis und Sinusitis leiden. Verwenden Sie sie zusammen mit Übung 1 – der Übung zum Freimachen der Nase.

- Kochen Sie einen Liter Wasser ab, füllen Sie es in ein Glas und warten Sie, bis es lauwarm ist.
- Fügen Sie neun Gramm Meersalz hinzu und lösen Sie es im Wasser auf. Es entsteht eine isotonische Kochsalzlösung.
- Gießen Sie etwas Salzwasser auf Ihre Handfläche und ziehen Sie es durch ein Nasenloch ein. Alternativ können Sie auch ein kleines Schälchen verwenden.
- Warten Sie einen Augenblick und wiederholen Sie den Vorgang mit dem anderen Nasenloch.

- Fahren Sie damit fort und ziehen Sie die restliche Kochsalzlösung durch Ihre Nasenlöcher.

Wenn Sie fertig sind, trocknen Sie Ihre Nase mit einem Taschentuch. Ihre Nase wird innerlich sauberer und weniger verstopft sein. Schlechter Atem, wie er oft durch die Verwendung von Nasentropfen entsteht, wird sich reduzieren, wenn die Nase sauber gehalten wird.

Es ist eine schlechte Angewohnheit, die Nase andauernd zu schnäuzen, denn dabei atmen Sie gleichzeitig mit hohem Atemzugvolumen und können das Innengewebe Ihrer Nase schädigen oder Entzündungen verursachen. Es ist viel effektiver, eine Kochsalzlösung zur Reinigung zu benutzen.

Übung 2: Atmen mit reduziertem Volumen

Übung 2 ist mit Abstand die wichtigste Übung. Denn sie bringt Ihnen bei, auf Ihr Atemzugvolumen zu achten, dauerhaft Ihre CO_2-Werte zu beeinflussen und Ihre Atemmuskulatur zu entspannen. Die ausführliche Version von Übung 2 ist besonders geeignet, wenn die KP schon 20 Sekunden oder mehr dauert. Sie bietet eine detailliertere Herangehensweise als die vereinfachte Version. Wählen Sie für sich die Variante, die Ihnen eher liegt.

Diese Übung bildet den Kern der Buteyko-Methode. Die Konzentration auf die Zwerchfell-Atmung beruht auf meiner eigenen Arbeit mit Patienten. Die Zwerchfell-Atmung ist eine Basistechnik. So sollten wir jede Minute, jede Stunde und jeden Tag atmen.

Besonders wichtig für die Übung ist die zweite Fünf-Finger-Regel von Buteyko. Man kann sie beschreiben als »Reduzierung des Atemzugvolumens durch Entspannung der Atemmuskeln und Hervorrufen von Lufthunger«. Anders gesagt: Unser Atemzugvolumen reduziert sich, wenn wir unsere Atemmuskeln entspannen.

Die Übung besteht aus drei Teilen, die sich gegenseitig ergänzen. Lernen Sie den ersten Teil, anschließend den zweiten und am Ende den dritten. Wenn Sie denken, dass Sie die Übung nicht in Gänze schaffen, versuchen Sie stattdessen die vereinfachte Übungsvariante. Nachdem sich Ihr KP-Wert mit der Zeit verbessert hat, können Sie diese ausführliche Übungsform erneut versuchen.

1. Teil 1: Das Zwerchfell entspannen und aktivieren
2. Teil 2: Verschmelzen von Atmung und Bauchbewegung
3. Teil 3: Verringerung des Atemzugvolumens bei Bauchatmung

Essen beeinflusst Ihre Atmung. Es ist also am besten, wenn Sie diese Übung auf leeren Magen machen (oder zumindest nicht direkt nach dem Essen).

Teil 1: Das Zwerchfell entspannen und aktivieren

Nehmen Sie eine gerade, aber entspannte Position ein. Die korrekte Haltung beinhaltet aufrechtes Sitzen mit beiden Füßen unter Ihrem Stuhl. Setzen Sie sich dafür mit geradem Rücken und leicht auseinandergestellten Beinen auf die Vorderkante Ihres Stuhls und stellen Sie Ihre Knie etwas tiefer als Ihre Hüften. Die richtige Haltung ist sehr wichtig, wenn es darum geht, Ihre Atmung zu reduzieren. Wenn Sie in sich zusammensinken, dann drücken Sie auf Ihr Zwerchfell, erhöhen dessen Spannung und damit auch das Atemzugvolumen.

Die folgende kleine Übung zeigt, wie die Haltung unseren Atem beeinflusst:

1. Beugen Sie sich nach vorn.
2. Fühlen Sie für ein paar Minuten Ihre Atmung.
3. Sitzen Sie aufrecht.
4. Fühlen Sie erneut Ihre Atmung.

Sie werden merken, dass sie aufrecht sitzend leichter atmen können.

Die Bauch- bzw. Zwerchfell-Atmung

Unser wichtigster Atemmuskel ist das Zwerchfell. Das Zwerchfell ist ein kuppelförmiges Muskelblatt, das unseren Brustkorb (in dem sich das Herz und die Lungen befinden) von unserem Bauchbereich trennt (in dem sich der Magen, der Darm, die Leber und die Nieren befinden). Die Zwerchfell-Atmung beziehungsweise Bauchatmung ist effizienter, da die unteren Lungenlappen besser durchblutet sind als die oberen. Die schnelle Brustkorbatmung chronisch überatmender Menschen transportiert hingegen weniger Sauerstoff ins Blut und bewirkt einen größeren Verlust an Kohlenstoffdioxid.

Die gute Nachricht ist, dass die Zwerchfell-Atmung einfach zu lernen ist.

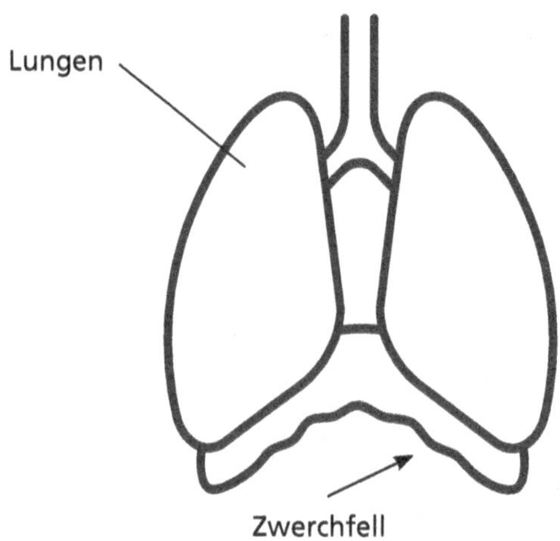

Das Zwerchfell lockern

- Sitzen Sie aufrecht. Versuchen Sie sanft, die Distanz zwischen Ihrem Nabel und Sternum (Brustbein) zu verlängern. Es ist nicht notwendig, dass Sie sich zu einer unnatürlich geraden Position zwingen, da dies nur zu Anspannung führen würde.
- Legen Sie eine Hand auf Ihren Bauchnabel und die andere Hand auf Ihre Brust.
- Lenken Sie Ihre Aufmerksamkeit auf die Bewegungen Ihrer unteren Hand. Während Sie gerade sitzen, führen Sie Ihre Hand sanft nach vorn, indem Sie Ihren Bauch minimal nach außen wölben – gerade genug, um die Bewegung zu spüren. Diese Stufe dient in erster Linie dazu, die Bauchbewegung zu fördern. Alternativ könnten Sie auch auf Ihrem Rücken liegen und beide Knie leicht angewinkelt haben.
- Ziehen Sie dann Ihren Bauch sanft nach innen und beobachten Sie, wie sich Ihre Hand ebenfalls nach innen bewegt.
- Führen Sie diese einfache Übung für ein paar Minuten aus. Dies wird Ihnen dabei helfen, Ihr Zwerchfell zu aktivieren.

In Kürze: Bauch- bzw. Zwerchfell-Atmung

- Wölben Sie den Bauch sanft nach außen. Sehen Sie zu, wie sich Ihre Hand nach außen bewegt.
- Ziehen Sie Ihren Bauch sanft ein. Sehen Sie zu, wie sich Ihre Hand nach innen bewegt.
- Fahren Sie damit für ein paar Minuten fort.
- Machen Sie sich zu diesem Zeitpunkt keine Gedanken über Ihre Atmung.

Wenn Sie das Gefühl haben, dass Sie entspannt in den Bauch atmen können, gehen Sie zum nächsten Schritt über. Dabei werden die Bauchbewegungen mit der Atmung kombiniert.

Teil 2: Verschmelzen von Atmung und Bauchbewegung

1. Setzen Sie sich wieder aufrecht hin.
2. Legen Sie eine Hand auf Ihren Bauchnabel und die andere Hand auf Ihre Brust.
3. Erlauben Sie Ihren Schultern, beim Atmen in ihre natürliche Position zu sinken. Angespannte oder hochgezogene Schultern vergrößern das Brustkorbvolumen und damit auch das Atemzugvolumen. Anspannung verstärkt die Atmung. Entspannung reduziert sie.
4. Reduzieren Sie nach und nach die Atembewegungen im Brustbereich. Überlassen Sie die Führung Ihrem Geist und Ihren Handbewegungen.
5. Versuchen Sie gleichzeitig, Ihre Bauchbewegungen mit Ihrer Atmung in Einklang zu bringen.
6. Wölben Sie den Bauch beim Einatmen sanft nach außen. Stellen Sie sich vor, Sie atmen in Ihren Bauch hinein. (Machen Sie keine zu große Bewegung, da dies Schwindel verursachen kann.)
7. Ziehen Sie Ihren Bauch sanft nach innen, wenn Sie ausatmen.

Wenn Sie Schwierigkeiten dabei haben, die Atemmuskulatur zu entspannen, kann Ihnen die folgende kleine Übung helfen. Um zunächst alle Anspannungen im Brustbereich loszuwerden, spannen Sie die Muskeln dort absichtlich an. Fühlen Sie die Anspannung und entspannen Sie die Muskeln dann wieder. Wenn Sie Verspannungen in Schultern und Nacken fühlen, spannen Sie diese weiter an und entspannen Sie sie anschließend. Gehen Sie auf diese Weise durch alle Körperregionen, bis Ihr ganzer Körper entspannt ist.

In Kürze: Verschmelzen von Atmung und Bauchbewegung

- Atmen Sie ein. Wölben Sie dabei Ihren Bauch sanft nach außen.
- Atmen Sie aus. Ziehen Sie Ihren Bauch dabei sanft ein.

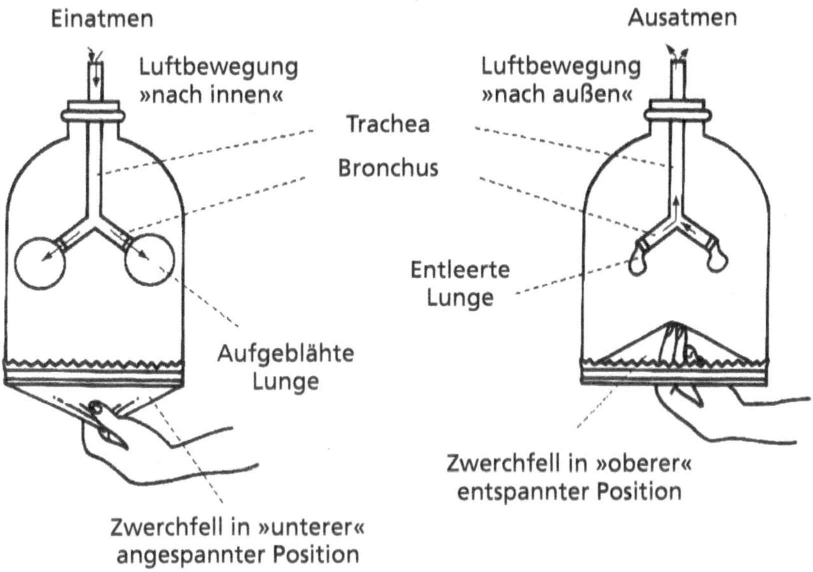

Achten Sie beim Atmen auf die Bewegungsrichtung Ihres Bauches. Da das Zwerchfell nach unten sanft auf den Bauchbereich drückt, bewegt sich die Bauchdecke beim Einatmen leicht nach außen. Andererseits bewegt sie sich beim Ausatmen nach innen, weil sich das Zwerchfell nach oben bewegt und der Druck auf den Bauchbereich nachlässt.

Teil 3: Verringerung des Atemzugvolumens bei Bauchatmung

Patienten fragen mich oft, was wichtiger sei – die Bauchatmung oder die Reduktion des Atemzugvolumens. Ich antworte Ihnen dann, dass das reduzierte Atmen an erster Stelle komme und Bauchatmung an zweiter. Gleichzeitig ergänzt sich beides aber auch. Deshalb können Sie Ihr Atemzugvolumen leichter reduzieren, wenn Sie auf die Zwerchfell-Atmung umsteigen. Das kann am Anfang anstrengend sein, aber die Vorteile für Ihre Gesundheit sind bemerkenswert.

Reduzierte Zwerchfell-Atmung

- Sitzen Sie aufrecht.
- Legen Sie eine Hand auf Ihren Bauchnabel und die andere Hand auf Ihre Brust.
- Achten Sie auf Ihre Atmung.
- Wölben Sie Ihren Bauch sanft nach außen, wenn Sie einatmen. Beschränken Sie Ihre Brustbewegungen auf ein Minimum.
- Beim Ausatmen ziehen Sie Ihren Bauch sanft ein und bewegen dabei weiterhin den Brustkorb so wenig wie möglich.
- Wenn Sie Bauchatmung verwenden, konzentrieren Sie sich darauf, Ihr Einatmen zu verringern.
- Atmen Sie bei jedem Zug weniger Luft ein, als Sie gerne würden. Atmen Sie entweder kürzer oder aber weniger ein. Versuchen Sie, diese reduzierte Atmung mit Ihren Händen zu fühlen. Oder Sie stellen sich vor, dass Ihr Brustkorb ein großes Glas sei. Ein Atemzug sollte gerade genug Luft bringen, um das Glas zu drei Vierteln zu füllen.
- Atmen Sie entspannt aus. Überlassen Sie der natürlichen Elastizität Ihrer Lunge und Ihres Zwerchfells die Aufgabe, die ihnen beim Ausatmen zukommt. Stellen Sie sich einen Ballon vor, aus dem sanft und langsam von selbst die Luft entweicht.
- Durch die Verringerung des Einatmens und das entspannte Ausatmen werden auch die sichtbaren Atembewegungen kleiner. Vielleicht können Sie das im Spiegel sehen.
- Machen Sie es sich zum Ziel, Ihre Atmung auch leiser werden zu lassen. Ein einfacher Übungsdurchgang kann Ihr Atemzugvolumen um dreißig bis vierzig Prozent reduzieren.

Wenn sich Ihr Bauch anspannt oder »hart« wird, haben Sie einen zu großen Luftmangel hergestellt. Entspannen Sie sich für einen Moment und machen Sie erst weiter, wenn der Luftmangel verschwunden ist. Wenn

Sie den Luftmangel als zu anstrengend empfinden, atmen Sie etwas mehr und entspannen Ihren Körper. Ihr Verlangen nach Luft muss stets erträglich sein. Halten Sie dieses erträgliche Verlangen nach Luft für jeweils drei oder fünf Minuten aufrecht. Wenn Sie hingegen keinen Luftmangel verspüren, dann reduzieren Sie Ihre Atembewegungen noch mehr.

Sie haben nun die Verringerung des Atemzugvolumens bei Bauch- beziehungsweise Zwerchfell-Atmung gemeistert. Damit sind Sie ein Stück weit zu Ihren natürlichen Wurzeln zurückgekehrt – zu einer Atmung, wie sie gesunde Babys haben.

In Kürze: Verringerung des Atemzugvolumens bei Bauchatmung

- Sanftes, kurzes Einatmen. Entspanntes Ausatmen.
- Sanftes, kurzes Einatmen. Entspanntes Ausatmen.
- Sanftes, kurzes Einatmen. Entspanntes Ausatmen.

Ein sanfter, kurzer Atemzug ist einfach ein kleinerer oder kürzerer Atemzug als sonst. Ein entspanntes Ausatmen wird in der Regel langsam sein. Übrigens: Machen Sie sich über Ihre Atemfrequenz nicht allzu viele Gedanken. Idealerweise sollte sich diese nicht erhöhen. Sie kann sich aber erhöhen, wenn Ihr KP-Wert unter 20 Sekunden liegt. Wenn sich Ihre Atemfrequenz erhöht, dann versuchen Sie sich zu beruhigen und Ihre Atmung wieder zu verlangsamen. Sobald sich Ihr KP-Wert erhöht, wird sich die Atemfrequenz ganz automatisch verringern.

Übung macht den Meister

Falls diese dreiteilige ausführliche Übung zum reduzierten Atmen bei Ihnen nicht gleich beim ersten Mal klappt, muss Sie das nicht beunruhigen. Ich versichere Ihnen: Es wird mit der Zeit einfacher. Am besten gehen Sie die Übung schrittweise und langsam an. Denn wenn Sie Ihr Atemzugvolumen zu schnell oder in zu großen Schritten reduzieren, könnte das bewirken, dass Sie nach Luft schnappen oder doch wieder tiefere Atemzüge nehmen müssen. Es ist aber wichtig, ein Stadium zu erreichen, in dem Sie die reduzierte Bauchatmung für drei bis fünf Minuten beibehalten können. Hier noch einmal zum Vergleich:

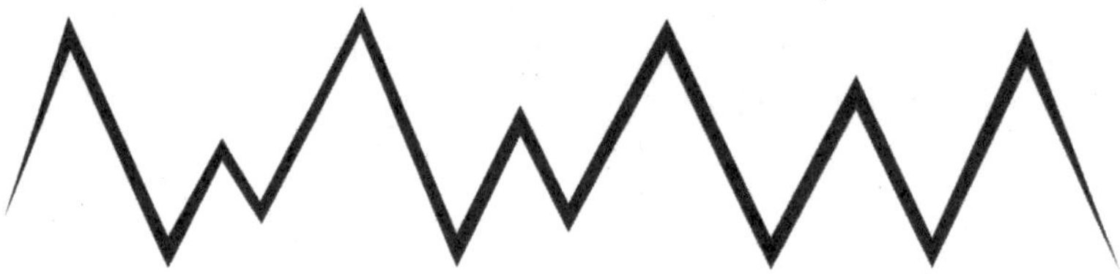

Niedrige KP bis zu 10 Sekunden: geräuschvolle, laute, schwere, angespannte, ungleichmäßige, anstrengende, ineffiziente Atmung

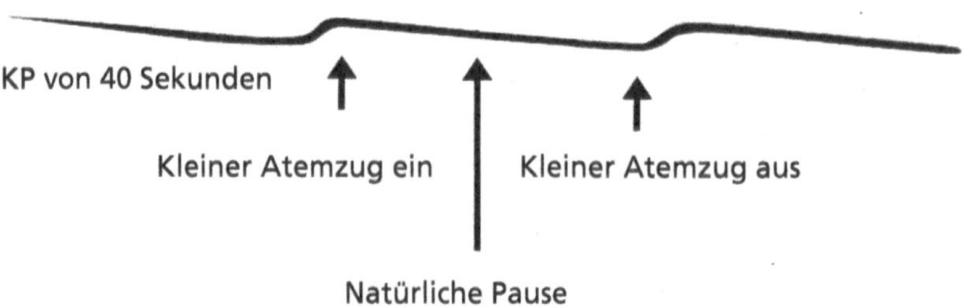

KP von 40 Sekunden: Die Atmung ist sehr leise, ruhig und von außen nicht bemerkbar.

Übung 2: vereinfachte Version

Dies ist die vereinfachte Version des Atmens mit reduziertem Volumen.

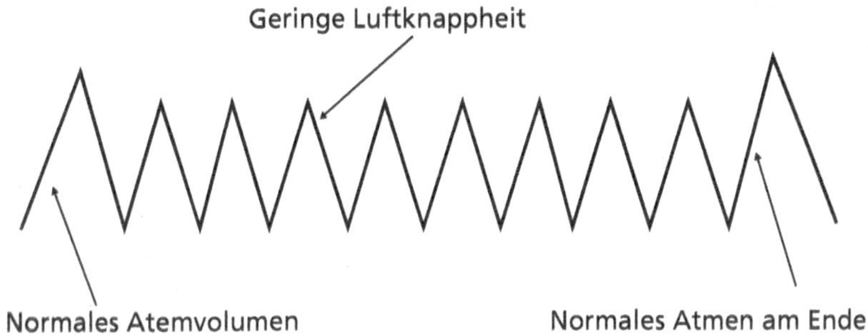

1. Sitzen Sie aufrecht.
2. Legen Sie einen Finger quer unter Ihre Nase. Auf diese Weise kontrollieren Sie die Menge an Luft, die durch Ihre Nasenlöcher strömt. Ihr Finger sollte direkt über Ihrer Oberlippe ruhen, nah genug an Ihren Nasenlöchern, um den Luftstrom zu fühlen, aber nicht so nah, dass dieser blockiert wird.
3. Atmen Sie nun die Luft leicht durch den äußeren Rand Ihrer Nasenlöcher ein. Atmen Sie ausreichend Luft ein, um Ihre Nasenlöcher zu füllen – aber nicht mehr. Atmen Sie mit jedem Atemzug ein klein wenig Luft ein (gefühlt etwa »einen Zentimeter«).
4. Stellen Sie sich beim Ausatmen vor, Ihr Finger sei eine Feder. Diese imaginäre Feder sollte sich nicht bewegen, während Sie ausatmen.
5. Je wärmer die Luft beim Ausatmen ist, desto schwerer atmen Sie. Konzentrieren Sie sich darauf, Ihren Atem zu beruhigen. Damit reduzieren Sie die Menge an warmer Luft, die Sie auf Ihrem Finger spüren.
6. Sobald Sie weniger warme Luft auf Ihrem Finger spüren, werden Sie etwas weniger Luft bekommen.

7. Versuchen Sie, den entstehenden Lufthunger für rund vier Minuten aufrechtzuerhalten. Er sollte spürbar, aber nicht unangenehm sein.
8. Wenn Sie keinen Lufthunger verspüren, müssen Sie Ihre Atmung noch mehr reduzieren. Sollte der Lufthunger zu anstrengend werden, atmen Sie etwas mehr und erlauben Sie Ihrem Körper, sich zu entspannen.

Das Verlangen nach Luft sollte während dieser Übung nicht stärker sein als am Ende der Kontrollpause.

Vergleichbar damit ist das Gefühl leichter Atemlosigkeit während eines lockeren Spaziergangs. Der einzige Unterschied ist, dass Sie hier stillsitzen. So können Sie möglicher Panik vorbeugen. Viele Asthmatiker fühlen sich mit dem Gefühl der Atemlosigkeit – mit Lufthunger – nicht wohl, da sie das mit Atemschwierigkeiten verbinden. Aber machen Sie sich keine Sorgen: Mit etwas Übung werden Sie mit weniger Luft bestens zurechtkommen.

Wie fühlt sich Ihr verstopftes Nasenloch an, nachdem Sie so ein paar Minuten geatmet haben?

Übungsvariante

Sie können auch diese sehr einfache Übungsvariante versuchen. Sie ist besonders geeignet, wenn eines Ihrer Nasenlöcher teilweise verstopft ist. Versuchen Sie, durch das verstopfte Nasenloch einzuatmen. Legen Sie Ihren Finger auf das nicht blockierte Nasenloch, um Lufthunger aufzubauen. Versuchen Sie, diesen für eine Zeitspanne von vier Minuten aufrechtzuhalten. Die Wirksamkeit dieser Übung hängt davon ab, wie groß der entstehende Lufthunger ist.

20-Minuten-Programm für Übung 2

1. Messen Sie Ihren Puls.
2. Messen Sie Ihre Kontrollpause.
3. Atmen Sie für vier Minuten mit reduziertem Volumen.
4. Warten Sie zwei Minuten und messen Sie dann die Kontrollpause. Atmen Sie für vier Minuten mit reduziertem Volumen.
5. Warten Sie zwei Minuten und messen Sie dann die Kontrollpause. Atmen Sie für vier Minuten mit reduziertem Volumen.
6. Warten Sie zwei Minuten und messen Sie dann die Kontrollpause. Atmen Sie für vier Minuten mit reduziertem Volumen.
7. Warten Sie zwei Minuten und messen Sie dann die Kontrollpause. Messen Sie Ihren Puls.

Nach dem Ende dieser vier Übungsdurchgänge messen Sie nochmals Ihren KP-Wert. Er sollte etwa fünfundzwanzig Prozent höher liegen als am Anfang.

Der Puls, der am Ende der zwanzig Minuten gemessen wird, sollte ein paar Schläge pro Minute niedriger sein als jener am Anfang. Wenn Ihr Puls höher ist, ruhen Sie sich für ein paar Minuten aus und messen ihn erneut. Sollte er immer noch hoch sein, hat Sie die Übung zu sehr angestrengt. Wenn Sie das nächste Mal Übung 2 versuchen, achten Sie besonders darauf, dass Sie sich entspannen.

Der normale Ruhepuls eines Erwachsenen liegt zwischen sechzig und achtzig Schlägen pro Minute. Der Puls eines Kindes wird höher sein. Er verringert sich mit zunehmendem Alter.

Wenn der Ruhepuls eines Erwachsenen hundert oder höher und die KP 10 Sekunden oder kürzer ist, sollten Sie einen Arzt aufsuchen. Ihr Asthma ist dann sehr instabil und Ihre Medikation sollte vermutlich angepasst werden.

Um mit der reduzierten Atmung Erfolg zu haben, sollten Sie diese zwanzig Minuten pro Tag trainieren (jeweils vier Abschnitte mit einer Dauer von vier Minuten). Ein typisches Szenario für einen Asthmatiker sieht so aus:

- Puls = 72, KP = 8 Sekunden
- Vier Minuten reduziertes Atmen – KP = 7 Sekunden
- Vier Minuten reduziertes Atmen – KP = 9 Sekunden
- Vier Minuten reduziertes Atmen – KP = 9 Sekunden
- Vier Minuten reduziertes Atmen – KP = 11 Sekunden, Puls = 68

Es sollte Ihnen wärmer werden, sobald Sie Ihr Atmen reduzieren. Falls das nicht der Fall ist, stellen Sie sicher, dass Sie auch tatsächlich Lufthunger verspüren – und das jeweils für insgesamt vier Minuten.

Ihre Gedanken beginnen während der Übung möglicherweise zu wandern. Deshalb müssen Sie sich immer wieder darauf konzentrieren, Ihre Atmung bewusst zu reduzieren.

Sie haben die Wahl: Entweder Sie überatmen für den Rest Ihres Lebens und haben Asthma. Oder Sie korrigieren ihre Atmung und atmen frei. Meinen Patienten sage ich normalerweise, dass sie nicht genug gelitten hätten, wenn sie diese Anweisungen nicht umsetzen. Wenn Sie genug von Ihren Asthmasymptomen haben und Ihr Leben verändern möchten, dann werden Sie die Übungen auch in die Praxis umsetzen.

Zwanzig bis dreißig Minuten am Morgen sind ein guter Weg, um das Keuchen der vorherigen Nacht zu reduzieren. Wiederholen Sie die Übung während des Tages und üben Sie auch direkt vor dem Zubettgehen. Bei Ihren viermal vier Minuten sollten Sie versuchen, jeweils für die gesamten vier Minuten Lufthunger zu verspüren. Es hilft nicht viel, wenn Sie Ihr Atmen für die ersten dreißig Sekunden reduzieren und die letzten dreieinhalb Minuten wieder überatmen.

Wenn Sie Ihre Atmung reduzieren, bevor Sie zu Bett gehen, werden Sie ruhig und entspannt schlafen und am Morgen mit viel neuer Energie aufwachen.

Sobald Sie diese Übung beherrschen, kann sie überall ausgeführt werden. Und obwohl die beste Option das aufrechte Sitzen ist, kann ein erträglicher Lufthunger in jeder Position helfen.

Vergessen Sie nicht: Je häufiger Sie daran denken, Ihren Atem ein wenig zu reduzieren und einen erträglichen Lufthunger aufzubauen, desto besser ist es für Sie. Sie können Ihre Atmung in der Schule oder bei der

Arbeit, während des Fernsehens, beim Lesen eines Buches oder während jeglicher anderer Aktivität reduzieren und so einen Lufthunger schaffen.

Übung 3: Nasenatmung während des Sports

Nach meiner Erfahrung können Sportler ihr Asthma besser kontrollieren als Menschen, die keinen Sport treiben. Dieser Abschnitt handelt davon, wie Sie sicher Sport treiben und dabei noch die besten Ergebnisse erzielen können.

Die Bedeutung von Sport

Es gibt nur zwei Wege, die CO_2-Werte im menschlichen Organismus zu erhöhen. Der erste ist, das Atemzugvolumen zu reduzieren. Der zweite ist, durch Sport CO_2 zu produzieren. Heutzutage machen die meisten Asthmatiker jedoch das Gegenteil: Sie überatmen und treiben aus Angst vor einem Asthmaanfall nur sehr wenig oder gar keinen Sport.

CO_2 wird durch Zellatmung hergestellt, indem Nährstoffe und Sauerstoff in Energie umgewandelt werden. Ein trainierender Muskel produziert mehr CO_2 und erhält deshalb auch mehr Sauerstoff aus dem Hämoglobin. Erinnern Sie sich: CO_2 lockert die Verbindung zwischen dem Sauerstoff und dem Hämoglobin innerhalb der roten Blutzellen.

> Um mehr CO_2 zu produzieren, setzen Sie Ihre Muskeln ein!

Bessere Leistung durch Nasenatmung

Ein niedriger KP-Wert beruht auf einem größeren Atemzugvolumen und bedeutet ein höheres Risiko, dass Sport einen Asthmaanfall auslöst. Sie sollten deshalb niemals durch den Mund atmen, wenn Ihr KP-Wert unter 20 Sekunden liegt. Sie können Ihren Mund während des Sports für kurze Zeit offen haben, wenn Ihr KP-Wert über 20 Sekunden beträgt.

Grundsätzlich sollten Sie jedoch stets durch die Nase atmen. Anfangs mögen Sie das für unmöglich halten, da Sie sich so sehr an die Mundatmung gewöhnt haben. Aber machen Sie sich keine Gedanken: Die reine Nasenatmung ist einfach zu schaffen. Am Anfang haben Sie vielleicht den Eindruck, als seien Sie nicht in der Lage, so schnell zu laufen wie mit offenem Mund. Sie werden sich stärker außer Atem fühlen. In ein paar Tagen aber wird dieses Gefühl verschwinden und Sie werden sogar besser laufen können: denn Qualität siegt über Quantität.

Ihr Atemzugvolumen wird sich durch den Sport erhöhen. Das ist kein Problem, solange sich auch Ihr Stoffwechsel intensiviert. Je niedriger jedoch Ihr KP-Wert ist, desto weniger wird beides übereinstimmen. Denken Sie daran:

- Wenn Ihr KP-Wert weniger als 20 Sekunden beträgt, dann atmen Sie nur durch die Nase ein.
- Wenn Ihr KP-Wert über 20 Sekunden liegt, dann können Sie während des Sports für eine kurze Zeit durch den Mund atmen.

Das größte Risiko für einen Asthmaanfall besteht fünf Minuten nach Beginn und zehn Minuten nach Ende der sportlichen Betätigung. Und denken Sie daran: Sie werden einen Asthmaanfall haben, wenn Sie mehr atmen, als es Ihr Körper benötigt.

So vermeiden Sie einen Anfall am Anfang des Sports

Wenn das Atemzugvolumen schneller ansteigt als die Produktion von CO_2 durch den Stoffwechsel, dann ziehen sich die Luftwege zusammen und es kommt zu einem Asthmaanfall. Um das zu vermeiden, müssen Sie Ihre Atmung während der ersten zehn Minuten kontrollieren. Dafür ist ein sanftes Aufwärmen notwendig.

Gutes Aufwärmen besteht aus Gehen oder sanften Bewegungen mit angehaltenem Atem. Nach zehn Minuten fühlt sich Ihre Lunge freier an.

Damit sind Sie in der Lage, Ihr Tempo zu erhöhen – auf diese Weise kommt es nur sehr selten zu Symptomen. Egal, wie hoch Ihr KP-Wert ist: Gehen Sie die ersten zehn Minuten immer langsam an!

So vermeiden Sie einen Anfall am Ende des Sports

Asthmatiker überatmen nach dem Sport meist weiter. Stellen Sie darum sicher, dass Sie Ihren Atem unter Kontrolle halten, nachdem der Sport zu Ende ist. Setzen Sie Ihren Verstand ein und strengen Sie sich bewusst an, um Ihre Atmung zu beruhigen. Wenn Sie denken, Ihre Atmung sei außer Kontrolle, halten Sie den Atem kurz an, so wie in Übung 6 (siehe Seite 67) beschrieben.

Das richtige Maß an Lufthunger

Um den größten Nutzen aus der sportlichen Aktivität zu ziehen, sollten Sie Lufthunger verspüren – oder in anderen Worten: sich atemlos fühlen.

Bei niedrigen KP-Werten kann es leicht zu Atemstörungen kommen. Seien Sie also vorsichtig: Gehen Sie schrittweise vor und respektieren Ihre eigenen Grenzen. Andernfalls können Sie Ihre Atmung nicht mehr gut kontrollieren. Gleichzeitig sollten Sie versuchen, einen erträglichen Lufthunger aufzubauen.

Es gibt drei Wege, um während des Sports Lufthunger zu erzeugen:

1. Gehen Sie mit geschlossenem Mund schneller.
2. Atmen Sie während des Sports weniger.
3. Halten Sie den Atem an, wie in Übung 4 (siehe Seite 62) beschrieben.

Wenn der Lufthunger so stark wird, dass Sie Ihren Mund öffnen müssen, verlangsamen Sie Ihre Bewegungen und beruhigen Sie Ihren Atem. Mit geschlossenem Mund werden Sie sich schneller erholen. Wenn Sie laufen gehen, ist es besser, allein zu laufen – oder Sie vereinbaren mit dem

Laufpartner, beim Training zu schweigen. Denn mit Reden würden Sie alle Vorteile zunichtemachen.

So stellen Sie fest, ob Sie während des Sports richtig atmen:

- Messen Sie vor dem Sport Ihren KP-Wert.
- Treiben Sie dann Sport.
- Messen Sie Ihren KP-Wert erneut fünfzehn bis dreißig Minuten, nachdem Sie den Sport beendet haben.
- Der Wert sollte nun höher sein als vor dem Sport.

Es gibt zwei Punkte, die Sie im Kopf behalten sollten:

1. Wenn Ihr KP-Wert direkt nach dem Sport gemessen wird, ist er wahrscheinlich niedriger als der anfängliche Wert, denn Sie haben einen Luftmangel aufgebaut.
2. Wenn Ihr KP-Wert fünfzehn Minuten nach dem Sport immer noch niedriger ist, dann haben Sie während des Sports überatmet.

Schwimmen und die sportlichen Alternativen

Schwimmen wurde schon immer als vorteilhaft bei Asthma angesehen. Die Arme und Beine bewegen sich während des Schwimmens und produzieren deswegen höhere Mengen an CO_2. Gleichzeitig atmen Sie weniger, da Ihr Gesicht überwiegend unter Wasser ist. Dadurch steigt der CO_2-Level an, was die Luftwege erweitert. Seien Sie jedoch bei Schwimmbecken mit Chlor vorsichtig, da dies Asthma auslösen kann.

Jedoch müssen Sie nicht unbedingt Schwimmen gehen. Da Sie das Konzept des Überatmens nun kennen, können Sie das Prinzip des Schwimmens (weniger atmen) auf alle anderen Aktivitäten anwenden.

KP-Wert und Sport

Versuchen Sie sich eine Person vorzustellen, die eine sehr kurze Atempause von fünf Sekunden hat. Ihr Atem wird extrem schwer sein, selbst wenn sie nur einen einfachen Spaziergang macht. Stellen Sie sich andererseits eine Person mit einer KP von 40 Sekunden vor. Wenn Sie ein Sportteam zusammenstellen würden und die KP eines jeden Mitglieds verglichen, würden diejenigen mit niedrigen KP-Werten schneller außer Atem geraten. Zudem würden sie schneller müde werden, mehr Milchsäure produzieren und oftmals weniger Ausdauer haben als diejenigen mit hohem KP-Wert. Je höher der KP-Wert ist, desto weniger Luft wird benötigt, um eine bestimmte Distanz mit einem bestimmten Tempo zu rennen. Mit jeder Verbesserung der KP wird sich proportional auch die Leistung verbessern.

Wenn Sie dieses Buch als Trainer lesen, dann führen Sie den KP-Wert als einfache Größe ein, um die Leistung einzelner Spieler zu messen. Um die Leistung zu verbessern, müssen Sie auch die KP-Werte Ihrer Spieler optimieren, denn es gilt:

- Je höher Ihre KP ist, umso höher wird Ihre Leistung im Sport sein.
- Je niedriger Ihre KP ist, umso niedriger wird Ihre Leistung im Sport sein.

Zusammenfassung

- Es ist absolut notwendig, dass Asthmatiker Sport treiben.
- Trainieren Sie innerhalb Ihres Leistungsrahmens.
- Atmen Sie während des Sports niemals durch den Mund, wenn Ihr KP-Wert bei weniger als 20 Sekunden liegt.
- Je niedriger Ihre KP ist, desto vorsichtiger sollten Sie während des Sports sein.
- Spüren Sie während des Sports ein Verlangen nach Luft.
- 30 bis 60 Minuten Sport pro Tag können eine wunderbare Hilfe sein, um Ihre KP zu verbessern.

- Stellen Sie sicher, dass Sie sich zuerst mit geschlossenem Mund für zehn Minuten aufwärmen.
- Stellen Sie außerdem sicher, dass Sie Ihre Atmung direkt nach Ende des Sports beruhigen.
- Laufen, nicht sprechen.

Übung 4: Atemanhalteübung während des Sports

Diese Übung hilft Ihnen dabei, Ihren Atem während des Ausatmens oder bei physischen Aktivitäten anzuhalten. Sie können dies tun, wenn Sie laufen, springen, auf einem Trampolin hüpfen oder Rad fahren. Es ist auch eine sehr effektive Übung, um die Atmung über den Tag hinweg zu reduzieren – damit sie ruhig und sanft bleibt. Wie lange Sie Ihren Atem anhalten sollen, hängt von Ihrer Gesundheit und Ihrem KP-Wert ab.

Hier einige Punkte, die Sie beachten sollten:

- Wenn Ihr KP-Wert unter 10 Sekunden liegt, dann werden Sie Ihren Atem gar nicht anhalten müssen, um Lufthunger herbeizuführen. Der Sport allein wird dazu vollkommen ausreichen.
- Wenn Ihr KP-Wert zwischen 10 und 15 Sekunden liegt, sollten Sie Ihren Atem nur kurz anhalten (siehe Beispiel unten).
- Wenn Ihr KP-Wert bei mehr als 15 Sekunden liegt und keiner der wichtigen Hinweise auf Sie zutrifft, können Sie Ihren Atem entweder kurz oder lang anhalten (siehe Beispiel unten).

> Wenn auf Sie einer der Punkte zutrifft, die unter »Grundlegende Hinweise« (siehe Seite 35) genannt sind, sollten Sie Übung 4 besser nicht ausüben. Stattdessen versuchen Sie Übung 2 (siehe Seite 44), Übung 3 (siehe Seite 57) oder Übung 6 (siehe Seite 67).

Sport mit kurzer Atemanhalteübung

Diese Version ist geeignet für Menschen mit vergleichsweise niedrigem KP-Wert.

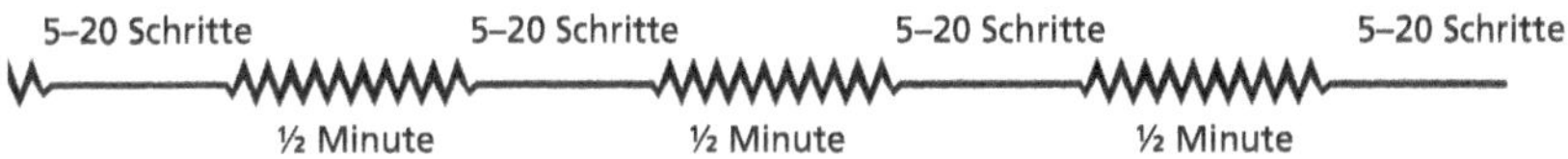

1. Atmen Sie ein und atmen Sie aus.
2. Halten Sie dann Ihren Atem an, während Sie gehen. Gehen Sie fünf bis zwanzig Schritte mit angehaltenem Atem.
3. Fahren Sie mit dem Atmen fort und gehen Sie weiter.
4. Nach dreißig Sekunden normalen Gehens wiederholen Sie das Anhalten des Atems wie oben beschrieben.
5. Wiederholen Sie das kurze Anhalten des Atems alle dreißig Sekunden.
6. Kontrollieren Ihre Atmung über den ganzen Vorgang hinweg.

Sport mit mittellanger bis langer Atemanhalteübung

Falls eine der unter »Grundlegende Hinweise« genannten Aspekte auf Sie zutrifft oder Ihr KP-Wert unter 15 Sekunden liegt, führen Sie diese Übung bitte nicht aus.

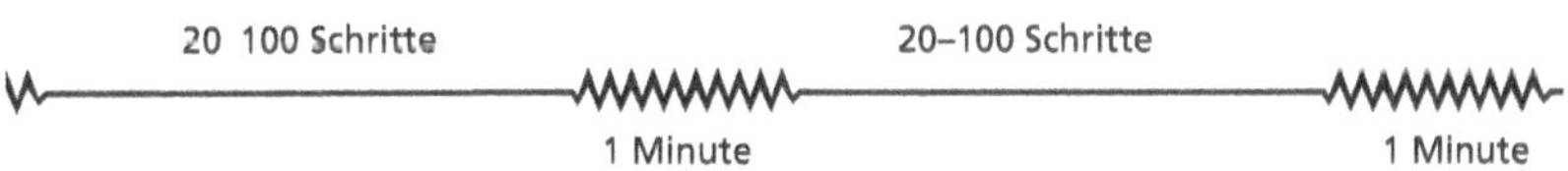

1. Atmen Sie ein und atmen Sie aus.
2. Halten Sie dann Ihren Atem an, während Sie gehen. Gehen Sie zwanzig bis hundert Schritte mit angehaltenem Atem.
3. Fahren Sie mit dem Atmen fort und gehen Sie weiter.
4. Nach sechzig Sekunden normalen Gehens halten Sie den Atem erneut an wie oben beschrieben.
5. Kontrollieren Sie die gesamte Zeit über Ihre Atmung.

Am einfachsten verbessern Sie Ihren KP-Wert von zwanzig auf vierzig Sekunden, indem Sie Ihr Atemzugvolumen deutlich reduzieren.

Sie müssen übrigens nicht laufen, um die Atemanhalteübung auszuführen. Sie können Ihren Atem bei allen Sportarten anhalten. Manche Fußballspieler halten ihren Atem während des Trainings an. Wenn sie zum Beispiel sprinten, halten sie für ein paar Schritte ihren Atem an, um das Atemzugvolumen zu begrenzen.

Sie können Ihren Atem anhalten, wann immer Sie wollen: wenn Sie radfahren, Golf spielen, Gewichte heben. Ich habe diese Übung zudem erfolgreich umgesetzt mit Schreinern, Malern, Bauarbeitern, Barmännern, Gärtnern und anderen Berufsgruppen, in denen körperliche Aktivität im Vordergrund steht.

Es gibt keine strenge Regel, wie oft Sie die Atemanhalteübung machen sollten. Allerdings gilt: Je öfter Sie über den Tag hinweg den Atem anhalten, desto besser. Längeres Atemanhalten kann die Atemfunktionen normalisieren und Ihre KP-Werte verbessern.

> Es ist wichtig, dass Sie Ihren Atem jederzeit kontrollieren, wenn Sie während der Bewegung die Luft anhalten.

Übung 5: Schritte – für Kinder und Erwachsene mit mildem bis mittlerem Asthma geeignet

Wenn Sie unter Asthmasymptomen wie Keuchen oder Husten leiden oder andere Gesundheitsbeschwerden haben (wie sie unter »Grundlegende Hinweise« auf Seite 35 aufgelistet sind), sollten Sie besser auf Übung 5 verzichten.

Die Übung benötigt viel Luft. Sie eignet sich am besten für Kinder und Menschen, die ohne Probleme Sport treiben können. Weil Sie die Luft länger anhalten, sind auch die positiven Effekte entsprechend besser.

Schritte

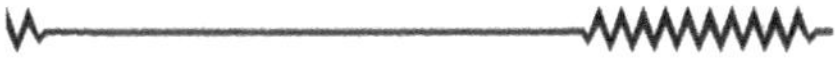

1. Atmen Sie ein und atmen Sie aus.
2. Halten Sie dann Ihren Atem an, indem Sie sich die Nase zuhalten. Gehen Sie so viele Schritte wie nötig, um Lufthunger aufzubauen.
3. Gehen Sie mit angehaltenem Atem und Lufthunger so viele Schritte wie möglich – natürlich ohne es zu übertreiben!
4. Wenn Sie wieder atmen, dann nur durch die Nase. Ihre Atmung muss sofort beruhigt werden.
5. Nachdem Sie die Übung ausgeführt haben, wird Ihr erster Atemzug für gewöhnlich größer sein als normal. Beruhigen Sie Ihre Atmung deshalb so schnell wie möglich, indem Sie Ihren zweiten und dritten Atemzug unterdrücken. Sie sollten in der Lage sein, sich innerhalb von zwei bis drei Atemzügen von der Übung zu erholen. Wenn Sie dies nicht können, dann haben Sie Ihren Atem zu lange angehalten.

Zählen Sie Ihre Schritte, um Ihre Übungspunktzahl zu bekommen. Vergleichen Sie diese Punktzahl jeden Tag mit der vorherigen, um Ihren Fortschritt zu messen. Am Ende des Buches finden Sie eine Vorlage, in die Sie Ihre Fortschritte eintragen können (siehe Seite 112).

Bitte beachten Sie bei dieser Übung: Obwohl Sie starken Lufthunger aufbauen müssen, sollte es niemals anstrengend werden. Wie bei allen anderen Atemübungen auch, sollten Sie die Übung nur mit leerem Magen durchführen. Während der ersten Wochen ist es Ihr Ziel, pro Tag zwanzig bis dreißig Wiederholungen auszuführen. Zum Beispiel zwei bis drei Sätze, jeder davon mit zehn Wiederholungen. Zusätzlich sollten Sie für den Rest des Tages auf Ihre Atmung achten.

Das Ziel ist, Ihre Punktzahl um zehn pro Woche zu erhöhen. Die Zahl kann eventuell hin und wieder stagnieren, aber nach ein paar Wochen sollte sie sich wieder steigern.

Vor einigen Jahren habe ich die Anzahl möglicher Schritte mit den KP-Werten der Patienten verglichen. Meist bestand hier ein Zusammenhang. Zum Beispiel: Ein Patient wird immer husten, keuchen und beim Sport Asthmaanfälle haben, solange er bei dieser Übung nicht dauerhaft sechzig Schritte gehen kann. Die Hauptsymptome werden verschwinden, wenn die Punktzahl zwischen 60 und 80 liegt (dennoch können noch vereinzelte Symptome auftreten).

Ihr Ziel ist es, nach dem Ausatmen hundert Schritte gehen zu können. Dies wird jedoch einige Zeit dauern – erwarten Sie also keine Ergebnisse über Nacht. Gehen Sie so viele Schritte wie möglich und übertreiben Sie es nicht. Wenn Sie bei der Übung ins Keuchen kommen oder einen Hustenanfall erleiden, dann unterbrechen Sie die Übung, da es sonst zu Atemstörungen kommen kann. Praktizieren Sie stattdessen Übung 6.

Mit dieser Tabelle können Sie Ihren Fortschritt bei der Übung messen.

	KP-Wert	**Schritte**
Sichere Symptome wie Husten, Keuchen, Atemlosigkeit, Schnarchen, Müdigkeit, Erkältungen, verstopfte Nase	10	20–40
	20	40–60
Hauptsymptome verschwinden, Trigger können aber trotzdem Symptome auslösen	30	60–80
	40	80–100

Wenn Ihr KP-Wert bei 10 Sekunden liegt, wird Ihre Punktzahl zwischen 20 und 40 liegen. Wenn Ihr KP-Wert 40 Sekunden ist, dann wird Ihre Punktzahl zwischen 80 und 100 sein. Der Zusammenhang zwischen KP-Wert und Schritten ist bei Erwachsenen eindeutiger als bei Kindern.

Ein KP-Wert von über 40 Sekunden oder eine Punktzahl von 100 (oder mehr) bedeuten, dass Sie keine Asthmasymptome mehr haben.

Jedoch reicht es nicht aus, nur Übung 5 zu absolvieren. Es ist auch wichtig, über den Tag hinweg sanft und ruhig zu atmen und dabei Zeitspannen mit geringem und mittlerem Luftbedarf einzubauen.

Übung 6: Kurzes, häufiges Luftanhalten

Diese Übung ist für alle geeignet, besonders aber für ältere Menschen und diejenigen mit schwerem Asthma, Emphysem oder Beschwerden der Kategorie 2 aus den »Grundlegenden Hinweisen«. Die Übung ist vor allem nützlich bei Panikattacken, Stress und Asthmaanfällen. Die Ergebnisse sind mit denen der alten Papiertüten-Übung vergleichbar. Unsere Übung ist aber viel sicherer, da der Grad der Sauerstoffversorgung erhalten wird.

Die Übung kann pro Tag durchaus tausendmal geübt werden. Tatsächlich sollten Sie sie, wenn Sie schweres Asthma oder ein Emphysem haben, über den ganzen Tag hinweg bis in die Nacht hinein machen. Obwohl es eine sanfte Übung ist, wird sie die Beschwerden extrem reduzieren.

> Die folgenden Techniken sollten zusammen mit Ihrer normalen, täglichen Behandlung ausgeführt werden. Stellen Sie sicher, dass Sie auch weiterhin Ihre Basistherapeutika und – wenn notwendig – Ihre Bedarfsmedikamente einnehmen.

Kurzes, häufiges Luftanhalten bei einem Asthmaanfall

Normalerweise tritt ein Asthmaanfall nicht ohne Vorwarnung auf. In den meisten Fällen wird der oder die Betroffene eine ansteigende Enge der Luftwege spüren, eine verstopfte Nase bekommen und/oder einen Niesreiz fühlen. Wenn man erste Symptome eines Anfalls fühlt, ist es sehr nützlich, sofort diese Übung auszuführen.

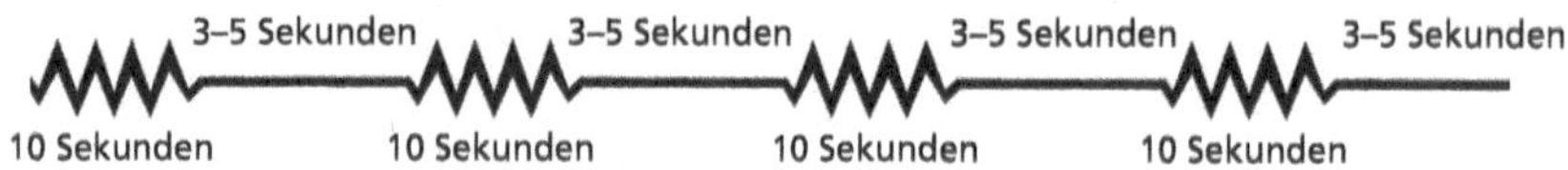

1. Atmen Sie ein und atmen Sie aus.
2. Halten Sie dann Ihren Atem an. Verharren Sie mit angehaltenem Atem für zwei bis fünf Sekunden. Versuchen Sie nicht, Ihren Atem länger anzuhalten, da dies nur die Atmung intensivieren würde. Dadurch könnten sich Ihre Symptome verschlimmern. Die maximale Zeit des Anhaltens sollte nicht mehr als die halbe Dauer Ihrer KP betragen. Wenn Ihre KP zum Beispiel 4 Sekunden dauert, dann sollten Sie Ihren Atem nur für zwei Sekunden anhalten.
3. Atmen Sie nach jedem Anhalten der Luft für zehn bis fünfzehn Sekunden normal weiter. Versuchen Sie, Ihre Atmung nicht zu beeinflussen. Fahren Sie mit der Übung so lange fort, bis Ihre Symptome verschwunden sind.

Sehr wichtig: Auch die beste Atemübung kann einen Asthmaanfall nur in den frühen Phasen der Symptome abwenden. Wenn der Anfall bereits mehr als fünf Minuten anhält, wird es sehr viel schwerer sein, die Atmung mit Übungen wieder unter Kontrolle zu bekommen – besonders, wenn Ihre KP normalerweise unter 20 Sekunden dauert.

> Wenn der Anfall bereits fünf Minuten anhält, nehmen Sie unbedingt Ihre Medikamente. Bei einem heftigen Anfall nehmen Sie Ihre Medikamente sofort. Falls Sie nicht innerhalb von fünf Minuten auf die Medikamente ansprechen, suchen Sie sofort einen Arzt auf!

Kurzes, häufiges Luftanhalten bei einem Hustenanfall

Ein wesentliches Asthmasymptom ist der Husten. Es gibt keinen »produktiven Husten«, wie allgemein angenommen wird. Jegliches Husten ist für den Körper anstrengend. Starker Husten kann sogar zu Erbrechen, gebrochenen Rippen und anderen Symptomen führen. Wenn Sie Schleim aus Ihren Bronchien entfernen möchten, dann versuchen Sie Übung 1 (siehe Seite 40) oder Übung 6 – je nachdem, welche Ihnen mehr liegt.

Manche Menschen sind anfälliger für Husten als andere. Dabei ist einmaliges Husten kein Problem. Schwierig sind aber aufeinander folgende Hustenanfälle, die sehr schwer zu stoppen sein können. Hustenanfälle kommen in der Nacht und am frühen Morgen häufiger vor. Dauerhaftes Husten beeinträchtigt die Atmung stark.

Ich habe Hunderte von Patienten kennengelernt, die einen großen Teil des Tages mit Husten verbrachten. Bei den meisten war Überatmen die Ursache für ihren Husten. Nachdem sie gelernt hatten, wie sie ihren Atem korrigieren, und die KP-Werte besser wurden, verschwand der Husten.

Es ist egal, welche Art Husten Sie haben: Es kann Husten mit Auswurf oder ein trockenes Bellen sein. Und es ist auch egal, wann der Husten auftritt: mitten in der der Nacht oder während irgendeiner Aktivität. In allen Fällen sollten sich der Husten und die Hustendauer verringern, wenn sich Ihr KP-Wert erhöht. Sie werden unter dauerhaftem Husten leiden, bis Ihre morgendliche KP 20 Sekunden dauert oder Ihre Punktzahl bei Übung 5 (siehe Seite 64) über 60 liegt. Sie werden Hustenreiz verspüren, bis Ihr KP-Wert 40 Sekunden beträgt und/oder Ihre Punktzahl bei Übung 5 zwischen 80 und 100 liegt.

Bevor Sie husten müssen, atmen Sie normalerweise tief ein. Beim Husten stoßen Sie dann verstärkt Luft aus. Dieser erzwungene Ausstoß erhöht das Atemzugvolumen, wodurch ein weiteres Husten entsteht. Der Teufelskreis hat begonnen: Ein weiterer tiefer Atemzug, ein weiterer Hustenstoß mit damit verbundenem Luftausstoß – und so geht es immer weiter.

Diesen Zyklus können Sie beenden, indem Sie Folgendes beachten:

- Versuchen Sie, Ihren Husten zu unterdrücken und gar nicht erst zu husten. Sie werden ein kitzelndes Gefühl in Ihrer Kehle spüren. Aber nach einer Weile sollte der Hustenreiz verschwinden. Schlucken oder Anhalten des Atems können dabei helfen, den Reiz zu unterdrücken.

- Zwingen Sie keinen Auswurf aus Ihren Bronchien. Der Schleim schützt die Luftwege und ist Teil des körpereigenen Abwehrsystems gegen Kohlendioxidverlust. Wenn Sie den Schleim als Auswurf »abhusten«, ohne auf Ihre Atmung zu achten, wird nur noch mehr Sekret produziert.
- Reduzieren Sie stattdessen Ihre Atmung oder halten Sie Ihren Atem an. Ihre Luftwege werden sich erweitern und das Sekret wird auf natürliche Weise nach oben gelangen. Es kann dann geschluckt werden und wird auf vollkommen harmlose Weise in der Magensäure aufgelöst. Oder Sie können es auch ausspucken, wenn es gerade passt.
- Falls Sie dennoch husten müssen, dann versuchen Sie, nur durch Ihre Nase zu husten.

Bei all dem ist wichtig zu wissen: Der tiefe Atemzug und der erzwungene Hustenstoß treiben Ihren Hustenzyklus nur noch mehr an. Wenn Sie sich dessen bewusst sind und entsprechend handeln, können Sie den Anfall reduzieren. Denken Sie immer daran: Je mehr Sie husten, desto mehr werden Sie husten müssen.

Bei Hustenanfällen ist es wichtig, Übung 6 auszuführen, bis der Anfall gestoppt ist – so, wie es oben für einen Asthmaanfall beschrieben wurde. Strengen Sie sich bewusst an, um den Husten entweder zu unterdrücken oder zu beruhigen. Dies kann einige Stunden dauern, insbesondere dann, wenn der Husten sehr hartnäckig ist. Sie werden aber bald sehen, dass Sie mithilfe dieser Übung kürzer husten und weniger Kortikosteriode benötigen.

> Falls Sie einen sehr starken Hustenanfall haben, sollten Sie wie bei einem Asthmaanfall auch Ihre Medikamente nehmen und/oder einen Arzt aufsuchen.

4
Lebensstil – Schlaf und Ernährung

Auch Ihr Lebensstil in Form Ihrer Schlaf- und Ernährungsgewohnheiten spielt eine Rolle für Ihre KP.

Schlaf

Eine kürzere KP deutet auf ein erhöhtes Atemzugvolumen hin und wird durch die folgenden Symptome hervorgerufen. Welche treffen auf Sie zu?

- Schnarchen
- Schlafapnoe
- Unterbrochener Schlaf
- Alpträume
- Asthmasymptome zwischen 3 und 5 Uhr morgens
- Harndrang zwischen 5 und 6 Uhr morgens
- Nächtliches Bettnässen bei Kindern
- Morgenmüdigkeit
- Trockener Mund
- Verstopfte Nase, Keuchen, Husten oder Atemlosigkeit beim Aufwachen

Es überrascht nicht, dass viele Asthmatiker unter diesen Symptomen leiden, da die schwere Atmung eine der Hauptursachen für die Probleme ist. Schnarchen kommt nicht zwingend davon, dass die Luftwege zu eng sind, sondern vielmehr davon, dass das Atemzugvolumen zu groß ist. Schauen und hören Sie sich das Atmen eines starken Schnarchers an – es ist schwer!

Es gibt zweierlei Arten von Schnarchen. Die einfachere Form ist schweres Atmen durch den Mund. Dabei wird das Gaumensegel zum Vibrieren gebracht. Die zweite Form ist das schwere Atmen durch die Nase, das zu Luftverwirbelungen innerhalb des Nasen-Rachen- und des Mundraums führt. Dadurch wird der Luftstrom verringert.

Bei Schlafapnoe hört man während des Schlafens auf zu atmen. Wenn dies mehr als fünfmal pro Stunde auftritt, dann gilt es als gesundheitliche Störung. Die Hauptgründe für Schlafapnoe sind ebenfalls Mundatmung und ein zu hohes Atemzugvolumen.

Wege zu gutem Schlaf mit ruhiger Atmung

Um Schlaflosigkeit, Schnarchen und Schlafapnoe loszuwerden und einen tiefen, erfrischenden Schlaf mit ruhiger Atmung zu gewinnen, um am Morgen mit mehr Energie aufzuwachen, versuchen Sie die folgenden Lösungen:

- Arbeiten Sie daran, Ihren KP-Wert zu erhöhen. Je höher er ist, desto besser.
- Reduzieren Sie Ihre Atmung bei erträglichem Lufthunger 15 Minuten, bevor Sie zu Bett gehen. Sie werden dann ruhiger und tiefer schlafen.
- Essen Sie zwei Stunden vor dem Zubettgehen nichts mehr, da Essen die Atmung anregt.
- Ein kühles (aber nicht kaltes) Schlafzimmer ist am besten. Es ist besser, wenn man im Schlafzimmer keine Zentralheizung hat und wenn die Bettwäsche sowie die Bettdecken nicht zu warm sind.

Bei hohen Temperaturen ist die Atmung gesteigert. Zudem ist ein leichter Luftzug im Schlafzimmer zu empfehlen.

- Schlafen Sie nicht auf Ihrem Rücken. Schlafen Sie stattdessen auf Ihrer linken Seite oder auf Ihrem Bauch. Auf dem Rücken zu schlafen ist die schlechteste Stellung, da der Atemwiderstand so am geringsten ist. Die linke Seite ist am besten, weil Sie auf dieser weniger atmen.
- Stellen Sie sicher, dass Ihr Mund während der Nacht geschlossen ist. Atmen Sie nachts niemals durch Ihren Mund. Das ist für eine gute Gesundheit unverzichtbar.

Der Mund-zu-Trick

Für Erwachsene und ältere Kinder empfehlen wir, die Lippen nachts auf sanfte Weise geschlossen zu halten, indem sie mit medizinischem Tape überklebt werden. Solches Klebeband ist in den meisten Apotheken erhältlich. Die optimale Breite ist 2,5 Zentimeter. Kleben Sie es waagerecht über die Lippen, um den Mund zu bedecken. Wenn Sie es nicht waagerecht platzieren können, dann verwenden Sie es senkrecht. Falten Sie vor dem Aufkleben eine der Ecken um, so können Sie es am Morgen einfacher wieder entfernen. Alternativ können Sie spezielle Bandagen oder Kinnbinden verwenden, die bewirken, dass der Mund nachts geschlossen bleibt.

Wenn Sie auf diese Art gewährleisten, dass Ihr Mund in der Nacht geschlossen ist, schlafen Sie besser und wachen am Morgen mit wesentlich mehr Energie auf. Tatsache ist, dass sich alle oben genannten Symptome verbessern werden.

Falls sich das Band während der Nacht ablöst, machen Sie sich keine Gedanken. Zu diesem Zeitpunkt werden Sie bereits ein paar Stunden durch Ihre Nase geatmet haben, und das allein hat positive Effekte.

Es ist verständlich, dass manche Menschen Panik befällt, wenn sie an einen zugeklebten Mund denken. Dann kann es helfen, das Band eine halbe Stunde vor dem Zubettgehen auf den Mund zu kleben. So hat man genug Zeit, um sich an das Gefühl zu gewöhnen und Unbehagen abzuschütteln. Die ersten Nächte wird es sich vermutlich ein wenig seltsam anfühlen, ein Klebeband auf dem Mund oder eine Bandage ums Kinn zu haben – doch man gewöhnt sich schnell daran.

Verwenden Sie den Mund-zu-Trick so lange, bis Sie nachts automatisch durch Ihre Nase atmen. Wie lange das dauert, ist von Mensch zu Mensch unterschiedlich.

> Der Mund-zu-Trick ist für Kinder unter fünf Jahren nicht geeignet. Wenn Sie viel Alkohol getrunken haben oder Ihnen übel ist, sollten Sie weder Klebebänder noch Bandagen verwenden.

Das Nase-frei-Programm

Wenn Ihre Nase vor dem Zubettgehen ein wenig verstopft ist, dann führen Sie Übung 1 (siehe Seite 40) durch und spülen die Nase mit Kochsalzlösung, wie es oben beschrieben wurde. Wenn Sie den Mund-zu-Trick anwenden, wird Ihre Nase nie gänzlich verstopft sein. Falls Sie während der Nacht tief atmen, wird sich Ihre Nase aber vermutlich teilweise verstopfen.

Dies ist eine Abwehrreaktion des Körpers gegen das Überatmen, denn sie bewirkt, dass der Kohlendioxidgehalt in Ihrem Körper ansteigt. Das hilft Ihrer Nase dabei, frei zu werden. Wenn Sie im Anschluss weiterhin überatmen, wird Ihre Nase sich erneut teilweise verstopfen. Dadurch steigt der Kohlendioxidgehalt in Ihrem Körper an, Ihre Nase wird frei und so geht es immer weiter. Denken Sie daran: Ihre Nase wird sich nur dann vollkommen verstopfen, wenn Sie auf Mundatmung umsteigen.

Wenn Ihre Nase stark verstopft ist, werden Sie alle der folgenden Techniken anwenden müssen:

- Reduzieren Sie, bevor Sie zu Bett gehen, eine halbe Stunde lang Ihre Atmung. Übung 5 (siehe Seite 64) ist sehr wirksam. Wenn sie für Sie geeignet ist, sollten zehn Wiederholungen ausreichen.
- Spülen Sie Ihre Nase mit Kochsalzlösung.
- Tragen Sie nachts entweder ein Klebeband über dem Mund oder eine Kinnbandage.
- Benutzen Sie außerdem Nasenpflaster oder Nasenstreifen während der Nacht, um die Nasenatmung zu erleichtern.

Mit verklebtem Mund und einem Streifen über der Nase werden Sie vermutlich nicht hübsch aussehen, aber Sie werden sich um einiges wohler fühlen! Nasenpflaster können in den meisten Apotheken gekauft werden und sind sehr hilfreich, wenn man eine verstopfte Nase hat. Es sind spezielle Heftpflaster, die auf die Nase geklebt werden und die Nasenwege erweitern. Diese Streifen sind nur eine temporäre Maßnahme. Wenn Ihre verstopfte Nase mit der Zeit freier wird, werden Sie die Streifen nicht mehr brauchen. Sie brauchen dann nur noch den Mundklebestreifen oder die Bandage.

Zusammenfassung

- Reduzieren Sie Ihre Atmung für eine halbe Stunde, bevor Sie schlafen gehen. Übung 5 (siehe Seite 64) ist sehr gut, wenn sie für Sie geeignet ist. Wenn nicht, wählen Sie stattdessen eine andere passende Übung aus.
- Spülen Sie Ihre Nase mit Kochsalzlösung.
- Tragen Sie Nasenstreifen, wenn Ihre Nase stark verstopft ist. Tragen Sie während der Nacht ein Papierklebeband auf Ihrem Mund oder eine Kinnbandage.

Ernährung

Unser Atemzugvolumen hat etwas mit dem Essen zu tun. Dabei sind vor allem zwei grundlegende Erkenntnisse wichtig:

1. Jegliches Essen verstärkt die Atmung. Seien Sie sich Ihrer Essensmenge bewusst. Essen Sie nur, wenn Sie hungrig sind. Hören Sie auf, wenn Sie satt sind. Wenn Ihre KP weniger als 15 Sekunden dauert, sollten Sie besonders darauf achten, wann Sie essen, wie viel Sie essen und was Sie essen. Denn Essen kann Ihre Atmung stark beeinträchtigen. Wenn Sie damit beginnen, Ihre Atmung zu trainieren, und sich damit verbunden Ihr Stoffwechsel umstellt, haben Sie eventuell auch weniger Appetit. Auf diese Weise werden Sie einfach und problemlos an Gewicht verlieren (falls Sie ein paar Pfund verlieren möchten).
2. Der negative Effekt auf Ihre Atmung ist bei Lebensmitteln am höchsten, die industriell verarbeitet und »schwer« sind, wie zum Beispiel tierisches Eiweiß. Diese Lebensmittel sollten nur begrenzt eingenommen werden. Hierzu zählen unter anderem Zucker, Tee, Kaffee, Brot und Backwaren aus Auszugsmehl, Rinder- und Schweinefleisch sowie Milchprodukte.

> Um Ihren KP-Wert schnell zu verbessern, essen Sie weniger!

Industriell verarbeitete Lebensmittel

In den 1930er-Jahren untersuchte Dr. Weston Price die Ernährung verschiedener Völker, die abseits von der modernen Zivilisation lebten. Dabei fand er heraus, wie sich eine plötzliche Umstellung auf westliche Ernährung und industriell verarbeitete Lebensmittel auswirkt. Als sich traditionelle Volksgruppen, die auf den Hebriden vor der schottischen

Küste leben, von ihrer althergebrachten Ernährung mit kleinen Meeresfrüchten und Hafermehl auf eine moderne Ernährung mit weißem Brot, Backwaren aus Auszugsmehl, Marmelade, Dosengemüse, gesüßten Fruchtsäften, Konfitüre und Süßigkeiten umgestellt hatten, geschah es: Die Kinder der ersten Generation atmeten viel mehr durch den Mund und ihre Abwehrkräfte gegen Zivilisationskrankheiten gingen dramatisch zurück.[1]

Es stellte sich heraus, dass die traditionellen Formen der Ernährung mindestens viermal so viele Nährstoffe enthielten als täglich eigentlich benötigt werden. Im Gegensatz dazu enthielt die moderne Ernährung nicht einmal das Minimum.

Diese Kinder, die auf einmal durch den Mund atmen, belegen den Zusammenhang zwischen der modernen Ernährung und chronischem Überatmen. Da das Kind das Verlangen verspürt, schwerer zu atmen, wird es seinen Mund öffnen. Dies hat einen gravierenden negativen Einfluss auf die Gesundheit des Kindes.

Industriell verarbeitete Lebensmittel erhöhen die Schleimproduktion des Körpers und wirken säurebildend. Im Laufe der Evolution war unsere Ernährung zu fünfundneunzig Prozent basisch und zu fünf Prozent säurebildend. Heute ist das Gegenteil der Fall: Unsere Ernährung ist fünfundneunzig Prozent säurebildend und fünf Prozent basisch. Säurebildende Lebensmittel wie Milchprodukte, Fleisch, Brot, Zucker, Kaffee und Tee regen die Schleimproduktion an und übersäuern das Blut. Der Körper versucht dann, einen gesunden pH-Wert zu erhalten und das säurehaltige CO_2 zu entfernen, indem er die Atmung anregt.

Die meisten Früchte, Gemüse und Wasser wirken hingegen basisch. Es sind atemfreundliche Lebensmittel. Seien Sie jedoch vorsichtig mit Zitrusfrüchten, denn viele Asthmatiker reagieren darauf empfindlich.

Nahrungsmittelunverträglichkeiten

Sollten Sie Nahrungsmittel zu sich nehmen, die Sie nicht vertragen, wird sich Ihr KP-Wert verschlechtern. Die gängigsten Nahrungsmittelunverträglichkeiten bestehen bei Asthmatikern gegenüber Schokolade, Milch, Eiern, Käse und Sahne, Weizen, Zitrusfrüchten und Rotwein.

Meiner Erfahrung nach ist Schokolade der größte Übeltäter. Symptome müssen nicht sofort nach dem Essen der Schokolade auftreten, sondern können sich im Laufe des Tages oder sogar erst am folgenden Tag manifestieren. Wenn Sie Lust auf Schokolade haben, ist dies oft ein Zeichen von Magnesiummangel. Wenn Sie für ein paar Monate Magnesium supplementieren, dann wird Ihre Lust auf Schokolade vermutlich verschwinden. Das Magnesium erweitert zudem auf natürlichem Wege die Bronchien und ist überhaupt ein sehr hilfreiches Mineral bei Atemwegsbeschwerden. Falls Sie Kortikosteroide einnehmen, sollten Sie sowohl Magnesium als auch Kalzium einnehmen.

Achten Sie darauf, welche Lebensmittel bei Ihnen zu einem Engegefühl in der Brust führen. So finden Sie heraus, welche Nahrungsmittelunverträglichkeiten Sie haben. Spüren Sie zum Beispiel eine Brustenge oder produzieren Sie schier endlose Mengen an Sekret, nachdem Sie ein Glas Milch oder roten Wein getrunken haben? Die gleichen Lebensmittel können übrigens auch Ihre Nasennebenhöhlen beeinflussen. Wenn Sie gerne ein Glas Rotwein trinken oder einen Schokoriegel essen, dann fragen Sie sich in Zukunft, ob es das Gefühl danach wert ist!

Meiner Erfahrung nach vertragen rund fünfzig Prozent der Asthmatiker keine Milchprodukte. Wenn das auf Sie zutrifft, stellen Sie sicher, dass Sie vor allem Wasser trinken, grünes Gemüse essen und Sport (z. B. Laufen, Joggen) treiben, um Ihr Gewicht zu kontrollieren. So können Sie das Risiko reduzieren, an Osteoporose zu erkranken. Auf diesem Weg vermeidet man auch in Ländern mit geringem Milchkonsum (z. B. in China) Osteoporose. Tatsächlich kommen brüchige Knochen in westlichen Ländern mit hohem Milchkonsum häufiger vor als in östlichen Ländern.

Ernährung und KP-Wert

Eine ausgewogene Ernährung mit Früchten, Gemüse, Fisch, Huhn, Hafer sowie Wasser wird Ihre KP verlängern. Rohe Lebensmittel unterstützen dabei Ihre Atmung eher als gekochte.

Eine ungesunde Ernährung mit vielen industriell verarbeiteten, eiweißreichen oder unverträglichen Lebensmitteln wird Ihr Atemzugvolumen vergrößern und Ihren KP-Wert reduzieren. Natürlich werden industriell verarbeitete Lebensmittel oft beworben, denn mit ihnen kann mehr Umsatz erzielt werden. Eine Faustregel ist: Je mehr Werbung für ein Lebensmittel gemacht wird, desto eher ist es industriell verarbeitet. Halten Sie die Augen offen und achten Sie auf die Werbung von bekannten Müsli-Herstellern. Deren Produkte beinhalten häufig viel zu viel Schokolade, Zucker, haben gleichzeitig einen geringen Nährwert und versuchen, unschuldige Kinder zum Konsum zu verführen.

Zusätzlich zu einer guten Ernährung sollten Sie auch darauf achten, jeden Tag genug Wasser zu trinken. Ihr Bedarf an Wasser hängt von vielen Faktoren ab, zum Beispiel der Außentemperatur, Ihrer sportlichen Betätigung und Ihrer Ernährung. Der beste Hinweis darauf, ob Sie genug trinken, ist die Farbe Ihres Urins. Allgemein sollte er eine helle Farbe haben. Wenn er dunkel ist, sollten Sie mehr Wasser trinken.

Versuchen Sie, während des Essens und Trinkens auf Ihre Atmung zu achten. Schließlich kommt es währenddessen besonders oft vor, dass tief eingeatmet wird. Atmen Sie auch während der Mahlzeiten ruhig und durch Ihre Nase. Ich bin sicher, dass Ihre Gäste damit auch glücklicher sind!

Alle diese Fakten belegen, dass Sie nicht nur Ihre Atmung reduzieren, sondern auch Ihre Ernährung anpassen müssen. Nur so können Sie Ihr Asthma in den Griff bekommen.

5

Die Buteyko-Methode auf Ihre Bedürfnisse zuschneiden

Die Vorgehensweise, die am besten zu Ihnen passt, hängt von Ihrem gesundheitlichen Zustand ab und davon, welchen Sport sie gerne treiben. Im Folgenden finden Sie einige individuelle Strategien.

Buteyko für alle, die älter oder geschwächt sind oder die einen KP-Wert von unter 10 Sekunden haben

- Atmen Sie nachts immer durch die Nase.
- Es lindert Ihre Symptome, wenn Sie mit erhöhtem Oberkörper schlafen.
- Andauerndes nächtliches Überatmen für sechs oder sieben Stunden erhält niedrige KP-Werte aufrecht. Stellen Sie sich also einen Wecker, um Ihren Schlaf alle zwei bis drei Stunden zu unterbrechen. Wenn Sie während der Nacht aufwachen, dann üben Sie das kurze und häufige Luftanhalten, um Ihre Atmung besser zu kontrollieren.
- Versuchen Sie, Ihre Atmung jederzeit ruhig zu halten.
- Vermeiden Sie überflüssiges Sprechen oder andere Aktivitäten, die Ihre Atmung intensivieren.
- Essen Sie nur in begrenzten Mengen.

- Zwingen Sie sich während des Sports niemals über die Grenze, bei der Sie die Kontrolle über Ihren Atem verlieren. Wenn Sie etwa aus dem Bett steigen, dann drehen Sie sich zuerst sanft auf die Seite und gehen Sie langsam aus dem Zimmer heraus. Wenn Sie Treppen steigen, nehmen Sie eine Stufe nach der anderen und ruhen Sie sich so oft wie notwendig aus.
- Führen Sie Übung 6 (siehe Seite 67) über den Tag hinweg immer wieder aus und stellen Sie sicher, dass Sie dabei bei geringem bis mittlerem Lufthunger sanft atmen. Sie könnten zum Beispiel zweitausend Mal pro Tag kurz den Atem anhalten und mehrmals Blöcke mit reduziertem Atemvolumen umsetzen. Sie müssen das Anhalten Ihres Atems nicht jedes Mal zählen – versuchen Sie, es einfach so oft wie möglich in Ihren Tag einzubauen. Je stärker Ihre Symptome sind, desto häufiger sollten Sie die Übungen ausführen.
- Reduzieren Sie als allererstes am Morgen Ihren Atem für mindestens eine halbe Stunde, um das Überatmen der vergangenen Nacht rückgängig zu machen. Tun Sie das Gleiche für eine halbe Stunde während des Tages und für eine halbe Stunde, bevor Sie ins Bett gehen. So fördern Sie eine gesunde Atmung während der Nacht.
- Gehen Sie jeden Tag gemütlich mit geschlossenem Mund spazieren.

> Setzen Sie Ihre volle Energie in Ihr Atemprogramm. Ihr Erfolg hängt davon ab!

Buteyko für Kinder und Teenager

- Verwenden Sie die Übung zur Befreiung der Nase, wenn die Nase verstopft ist.
- Lassen Sie Ihr Kind den Mund jederzeit geschlossen halten.
- Verwenden Sie Übung 6 (siehe Seite 67), wenn Ihr Kind keuchen oder husten muss.
- Wenn Ihr Kind symptomfrei ist, führen Sie jeden Tag zwanzig bis dreißig Wiederholungen von Übung 5 (siehe Seite 64) aus – idealerweise zehn vor dem Frühstück, zehn während des Tages und zehn vor dem Schlafen. Notieren Sie die Punktzahl und versuchen Sie, diese jede Woche um 10 zu verbessern.
- Erinnern Sie Ihr Kind immer wieder daran, wie wichtig die reduzierte Atmung ist. Passen Sie auf, dass der Atem wirklich immer leise ist.
- Verwenden Sie Übung 2 (siehe Seite 44) in der einfachen Übungsvariante für die teilweise verstopfte Nase.
- Sagen Sie Ihrem Kind, dass es während des Sports den Atem anhalten soll.

Wenn Ihr Kind achtzig bis hundert Schritte schafft, sollte es Übung 5 oft genug wiederholen, um den Wert dauerhaft zu halten. Ein Beispiel: Nach ein paar Wochen kann Ihr Kind hundert Schritte mit angehaltenem Atem gehen, indem es Übung 5 nur noch dreimal am Tag wiederholt. Dann bleiben Sie bei der dreimaligen Ausführung. Das Ziel ist eine Punktzahl von 80 bis 100. Bis das erreicht ist, sollte sich die Punktzahl jede Woche um 10 erhöhen.

Die Fortschritte eines Kindes bei Übung 5 können so aussehen:

- Woche 1: 26 Schritte
- Woche 2: 35 Schritte
- Woche 3: 47 Schritte
- Woche 4: 60 Schritte
- Woche 5: 69 Schritte

- Woche 6: 80 Schritte
- Woche 7: 80 Schritte
- Woche 8: 70 Schritte
- Woche 9: 80 Schritte
- Woche 10: 100 Schritte

Es ist relativ leicht, eine hohe Punktzahl zu halten, sobald diese erst einmal erreicht ist. Alles hängt davon ab, wie sehr sich Ihr Kind seiner Atmung bewusst ist. Wenn es zum Beispiel regelmäßig seufzt, laut atmet, durch den Mund atmet oder tagsüber regelmäßig Atembewegungen bemerkbar sind, dann wird sich die Punktzahl nur langsam erhöhen. In diesem Fall sollten Sie Ihr Kind immer wieder an die richtige Atmung erinnern.

Sollte sich die Punktzahl Ihres Kindes verringern, muss es über den Tag hinweg öfter üben. Denken Sie daran, dass die Asthmasymptome wieder auftreten werden, wenn die Punktzahl unter 60 fällt.

Als weitere nützliche Technik kann Ihr Kind während des Sports den Atem anhalten, zum Beispiel wenn es läuft, auf dem Trampolin springt, rennt, ein Pferd reitet oder sich anderweitig bewegt. Während des Sports sollte das Kind versuchen, den Atem so lange wie möglich anzuhalten – jedoch ohne dies als anstrengend zu empfinden. Nachdem der Atem angehalten wurde, sollte er so schnell wie möglich beruhigt werden.

Manchmal ist es schwierig, einem Kind die Atemkonzepte gut verständlich zu machen. Wenn Sie sich dabei Unterstützung wünschen, empfehle ich Ihnen mein Kinderbuch *Daniel & das Asthmateufelchen Fred*. Das Buch ist ein nützliches Hilfsmittel, um Kindern die Übungen durch Geschichten beizubringen. Es ist ein Buch voller schöner Texte in bunten Farben. Ihr Kind kann dieses Buch selbst lesen oder vorgelesen bekommen, um die Vorgehensweise bei den Übungen zu verstehen.

Buteyko für Erwachsene mit sehr wenig Zeit

- Reduzieren Sie Ihren Atem, sobald Sie morgens aufwachen. Bleiben Sie zum Beispiel noch für ein paar Minuten im Bett liegen, reduzieren Sie Ihre Atmung und stellen Sie Lufthunger her.
- Wenn Sie unter der Dusche stehen oder Ihre Haare waschen, dann halten Sie Ihren Atem nach dem Ausatmen an und sorgen Sie auf diese Weise für Lufthunger.
- Reduzieren Sie Ihre Atmung, wenn Sie zur Arbeit fahren.
- Halten Sie Ihren Atem an, wenn Sie von Ihrem Auto zum Arbeitsplatz gehen.
- Wenn Sie während der Arbeit herumlaufen, dann halten Sie Ihren Atem sowohl kurz als auch lang an.
- Gehen Sie während Ihrer Mittagspause zwanzig Minuten spazieren. Halten Sie während dieses Spaziergangs Ihren Atem oft an.
- Reduzieren Sie Ihre Atmung im Auto, wenn Sie von der Arbeit nach Hause fahren, wenn Sie fernsehen oder ein Buch lesen.
- Wiederholen Sie über den Tag hinweg zwanzigmal diese Mini-Übungen, sofern es keine individuellen Gegenanzeigen gibt. Bleiben Sie jedoch immer achtsam!

Idealerweise sollten Sie insgesamt neunzig Minuten am Tag Ihre Atmung reduzieren und verschiedene Übungen machen. Die besten Zeiten, um Ihre Atmung zu reduzieren, sind direkt nach dem Aufwachen, tagsüber und vor dem Schlafen.

Beobachten Sie Ihre Atmung aufmerksam genug, um Ihre KP jede Woche um vier weitere Sekunden zu verlängern. Wenn sich Ihre KP nicht von Woche zu Woche verlängert, müssen Sie Ihre Atmung aufmerksamer beobachten oder die Übungen bewusster machen, indem Sie sich jeden Tag genügend Zeit dafür nehmen.

Welche Fortschritte dürfen Sie erwarten?

Ihre Fortschritte hängen davon ab, wie oft Sie Ihre Atmung über den Tag hinweg kontrollieren. Je aufmerksamer Sie bei Atmung und KP sind, desto schneller werden Sie Fortschritte machen.

> Denken Sie daran: Wenn sich Ihre KP-Werte erhöhen, verbessert sich Ihre Gesundheit. Wenn sich Ihre KP-Werte verringern, verschlechtert sich Ihre Gesundheit.

Inzwischen wissen Sie, dass es nur zwei Methoden gibt, um Ihre KP-Werte zu erhöhen – wobei Sie bei niedrigen Ausgangs-KP-Werten behutsam vorgehen müssen: Sie müssen Ihre Atmung reduzieren und sich mehr bewegen. Dabei werden Sie gute und schlechte Tage erleben. Mit der Zeit und beständigem Üben werden immer mehr gute Tage kommen. Schlechte Tage können wieder so aussehen wie ein normaler Asthmatag aussah, bevor Sie mit dem Programm der Buteyko-Klinik angefangen haben. Wenn Sie einige schlechte Tage hintereinander haben, verbringen Sie so viel Zeit wie möglich damit, Ihre Atmung zu kontrollieren. Führen Sie Übung 6 (siehe Seite 67) fünfhundertmal am Tag aus. Am Anfang werden Sie dafür sehr viel Zeit brauchen. Aber nach einigen Monaten wird sich Ihr Einsatz auszahlen.

Obwohl dieser Ansatz normalerweise eine schnelle Wirkung zeigt, stellt er keine Wunderheilung dar. Ihre Symptome werden auch weiterhin von Ihren KP-Werten abhängen. Ihr KP-Wert wird sich um 3 bis 4 Sekunden pro Woche verbessern, wenn Sie das Konzept des gesunden Atemzugvolumens verstehen und es anwenden können.

Ihr Ziel ist es, dass Ihre KP für sechs Monate mindestens 40 Sekunden beträgt. Dann werden Sie keine Symptome mehr haben. Geben Sie nicht auf, wenn Sie bis dahin Symptome spüren. Diese sind nicht vermeidbar, solange Sie niedrige KP-Werte haben. Fahren Sie geduldig und engagiert mit Ihrer reduzierten Atmung und den verschiedenen Übungen fort.

Strategien, wenn es nicht weiterzugehen scheint

Nachdem Sie ein paar Wochen die Übungen ausgeführt haben und einen KP-Wert von etwa 20 Sekunden haben, kann es passieren, dass Ihr Fortschritt ein wenig stagniert. Manchen Patienten kommt es dann so vor, als verbesserte sich weder Ihr Zustand noch Ihr KP-Wert. Egal wie engagiert Sie üben – so eine Plateauphase kann immer eintreten. Bestimmte Strategien können dann helfen.

Sport treiben und weniger essen

Mit Sport bringen Sie Ihren KP-Wert am besten von 20 auf 40 Sekunden. Falls Ihre Werte dennoch ungefähr gleich bleiben, reduzieren Sie außerdem Ihr Essen. Dadurch kann sich Ihr KP-Wert schneller verbessern.

Bei niedrigen KP-Werten Trigger vermeiden

Sie wissen inzwischen, dass Tierschuppen, Schnupfen, kaltes Wetter, Zigarettenrauch, schwüles Wetter, Hausstaub, Sport, Lachen, Schimmel, Pollen, Verschmutzungen und starke Gerüche nicht die Ursache Ihres Asthmas sind. Denn das sind nur die Auslöser. Wenn Ihre Atmung korrekt ist, Sie einen hohen KP-Wert haben und Ihr Körper gut mit Sauerstoff versorgt ist, bereiten Ihnen diese Auslöser keine Probleme. Wenn Sie jedoch noch niedrige KP-Werte haben, sollten Sie die Auslöser meiden, um nicht den oben beschriebenen Teufelskreis in Gang zu setzen.

Noch mehr auf die Atmung achten

Es gibt eine geringe Anzahl von Patienten, die keinerlei Fortschritte machen, obwohl sie sich ganz offensichtlich anstrengen. Ihre KP erhöht sich schlichtweg nicht und auch ihr Asthma wird nicht schwächer. Wenn ich diese Patienten beim Sprechen beobachte, fällt mir in der Regel auf, dass ihre Atmung schwer und laut ist – wobei sich die Betroffenen dessen noch nicht einmal bewusst sind. In solchen Fällen ist es wichtig, der Atmung noch mehr Aufmerksamkeit zu schenken, damit das Überatmen auch in normalen Alltagssituationen tatsächlich gestoppt wird. Achten Sie deshalb immer ganz genau auf Ihre Atmung. Machen Sie das nicht, werden Sie sich nur minimal verbessern.

Funktioniert die Buteyko-Methode für alle?

Das Korrigieren der Atmung hat eine Erfolgsquote von neunzig Prozent. Das ist ein bemerkenswert hoher Prozentsatz. Dabei hängt der Erfolg komplett von den Patienten ab. Es gibt keine Therapie, die hundertprozentig erfolgreich ist – selbst die besten Medikamente schaffen das nicht.

Wir alle wollen uns wohlfühlen und mit viel Energie das Beste aus unserem Leben herausholen. Ein niedriger KP-Wert bedeutet, nur »halb zu leben«. Denn man leidet unter einem benebelten Hirn, Müdigkeit, Stress, Husten, Keuchen, Atemlosigkeit und manchmal unter Angst. Davon abgesehen hat chronisches Überatmen negative Auswirkungen auf ernsthafte Krankheiten wie Bluthochdruck, Angina Pectoris oder Diabetes.

Jeder, der das Konzept des chronischen Überatmens versteht und etwas dagegen unternimmt, wird seine Asthmasymptome lindern oder beseitigen können. Das Atemzugvolumen zu korrigieren, bringt aber nicht nur Verbesserung bei Asthma. Alle Ihre Organe und Gewebe, inklusive Ihres Gehirns, werden dadurch besser mit Sauerstoff versorgt. Sie werden mehr Energie bekommen. Sie werden sich viel ruhiger fühlen. Sie werden sich besser konzentrieren können. Sie werden besser im Sport und Ihr Heißhunger wird abnehmen, weil sich Ihr Stoffwechsel normalisiert. Sie werden sich wohlfühlen.

Fazit

Mit dem Lesen dieses Buches haben Sie den ersten Schritt unternommen, um Ihr Asthma für immer zu verändern. Es wird eine Weile dauern, haben Sie also Geduld. Entschlossenheit ist notwendig, halten Sie also durch. Eine gute Wahrnehmung wird gebraucht, seien Sie also achtsam.

Es überrascht mich oft, wie viele Therapien und Behandlungen versprechen, bei Asthma zu helfen. Meiner Erfahrung nach schaffen Sie damit nicht die Erfolge, die Sie mit diesem Buch erzielen. Außerdem sind es nicht Verschmutzungen, mangelnde Hygiene, Margarine, Pollen, Milben oder andere Dinge, die Asthma verursachen. Asthma wird durch chronisches Überatmen verursacht. Ich fordere Sie keineswegs auf, mir blind zu glauben. Sondern ich bitte Sie, es einfach auszuprobieren: Kümmern Sie sich um Ihre Atmung und sehen Sie, was passiert!

Es ist mir unerklärlich, warum die Buteyko-Methode noch nicht weltweit als Asthmatherapie erster Wahl bekannt ist. Meine Intuition sagt mir, dass es die bequeme Partnerschaft zwischen Asthmagesellschaften und den Pharmakonzernen als deren Sponsoren ist, welche die Erforschung einer erfolgreichen nichtmedizinischen Methode verhindert. Denn mit ihren Milliarden können Pharmakonzerne alle Beteiligten ganz leicht zufriedenstellen. Darüber hinaus sind Lungenfachärzte und Apotheker hauptsächlich in medizinischen Behandlungen geschult und weniger in anderen Methoden. Doch das ist längst nicht alles: Viele dieser »Experten« besuchen Asthma-Konferenzen auf der ganzen Welt – die natürlich von den Pharmakonzernen finanziert werden. Vielleicht ist das ein Fall von »Wes' Brot ich ess, des Lied ich sing«? Das wäre schade, insbesondere da Millionen von Kindern und Erwachsenen weltweit eine erfolgreiche Methode zur Symptomlinderung entgeht.

Nasenatmung ist nicht nur sinnvoll, sondern basiert auf physiologischen Tatsachen. Die Nase wird in allen medizinischen Lehrbüchern als Organ bezeichnet, das eine wichtige Rolle spielt, um Bakterien, Krankheitserreger und anderen Asthmaauslöser aus der Luft zu filtern. Es ist weiterhin bekannt, dass der Mund die eingeatmete Luft nicht annähernd so effektiv erwärmt wie die Nase.

Die Wichtigkeit der Nasenatmung muss nicht unbedingt in wissenschaftlichen Versuchen bewiesen werden. Unsere Evolution der vergangenen zwei Millionen Jahre sollte Beweis genug sein, um sich für die Nasenatmung zu entscheiden. Wir sind von Mutter Natur mit einer Nase ausgestattet worden – lassen Sie uns diese also verwenden!

Anhang

Medikamente: Was Sie beachten müssen

Medikamente sind sehr wichtig, um eine Asthmaerkrankung zu kontrollieren. Die folgenden Informationen über Medikamente wurden auf der Basis immer wiederkehrender Fragen von besorgten Patienten zusammengestellt. Als ersten und wichtigsten Punkt möchte ich betonen:

Medikamente gegen Asthma können in zwei Hauptgruppen eingeteilt werden: Bedarfsmedikamente (Bronchiodilatoren) und Langzeitmedikamente (Kortikosteroide).

> Bitte ändern Sie auf keinen Fall die Ihnen verschriebenen Medikamente oder deren Dosierung, ohne vorher mit Ihrem Arzt darüber zu sprechen.

Bedarfsmedikamente: Notfall-Asthmasprays

Hierbei handelt es sich um Asthmasprays, die in Inhalatoren erhältlich sind. Man unterscheidet sie danach, ob sie kurzfristig oder langfristig wirken. Die kurzfristig wirksamen sogenannten Reliever sollten nur verwendet werden, wenn sie in der Akutsituation benötigt werden. Sie wirken für drei bis vier Stunden und sind normalerweise verschreibungspflichtig. Sie enthalten zum Beispiel die Wirkstoffe Albuterol oder Salbutamol. Langfristig wirksame Reliever werden regelmäßig verwendet und wirken bis zu zwölf Stunden. Wirkstoffe sind beispielsweise Tiotropiumbromid, Formoterol oder Salmeterol. Alle Wirkstoffe erweitern rasch das Bronchialsystem. Man bezeichnet diese Wirkstoffgruppe als Beta-Sympathomimetika.

Langzeitmedikamente: Controller

Langzeitmedikamente enthalten häufig Glukokortikoide (Kortison), da sie besonders effektiv entzündungshemmend wirken. Sie müssen immer genau nach den Anweisungen des Arztes eingenommen werden. Typische Wirkstoffe dieser Gruppe sind Beclometason, Fluticason, Budesonid, Ciclesonid und Mometason.

Sonstige Medikamente

Kombinierte Inhalatoren beinhalten zwei verschiedene Arten von Asthmamedikamenten: einen entzündungshemmenden und einen bronchienerweiternden Wirkstoff. Sie werden in der Regel ab Asthma-Therapie-Stufe 3 eingesetzt.

Leukotrienrezeptor-Antagonisten (LTRA) bilden eine spezielle Wirkstoffgruppe. Sie beeinflussen bestimmte Zellen im Bronchialsystem, die mit Entzündungen in Verbindung gebracht werden. Zu den LTRA gehören die Wirkstoffe Monetlukast und Zafirlukast.

Medikamenten-Check beim Arzt

Über die Jahre hinweg habe ich beobachtet, wie Tausende Asthmatiker ihren Bedarf an Medikamenten entweder reduzieren oder eliminieren konnten, weil sie die Anweisungen in diesem Buch befolgt haben. Die

Dosis verschriebener Medikamente sollte allerdings nur mit Zustimmung eines Arztes verändert werden.

Bevor Sie mit Ihrem Arzt über eine Anpassung Ihrer Asthmatherapie sprechen, müssen folgende Kriterien erfüllt sein:

1. Ihre Kontrollpause sollte für vier Wochen über 20 Sekunden dauern.
2. Sie haben für vier Wochen kein Notfall-Asthmaspray benötigt.
3. Sie hatten für vier Wochen keine Asthmasymptome.

Setzen Sie Ihre Asthmamedikamente niemals auf einen Schlag ab. Das ist sehr gefährlich. Stattdessen sollten diese in Rücksprache mit Ihrem Arzt schrittweise an Ihre neuen Bedürfnisse angepasst werden.

Asthmamedikamente verlängern die KP. Deshalb wird Ihre KP jedes Mal kürzer werden, wenn die Dosis Ihrer Arzneimittel reduziert wird. So erklärt sich, warum die KP mindestens 20 Sekunden dauern sollte, bevor sie Ihre Medikation verändern. Wenn Ihre KP zum Beispiel 13 Sekunden beträgt, dann könnte Ihre KP um 10 Sekunden verkürzt werden, wodurch Ihr Asthma sehr instabil wird.

Es ist zudem notwendig, dass Sie Ihre KP auf 20 Sekunden bringen, bevor Sie von einer Anpassungsstufe zur nächsten gehen (die drei Stufen werden unten beschrieben). Wo Sie stehen, hängt davon ab, welche Medikamente Sie einnehmen. Wenn Sie zum Beispiel nur vorbeugende Medikamente einnehmen, lesen Sie die Hinweise zur Anpassungsstufe 3. Wenn Sie Montelukast, Salmeterol oder einen ähnlichen Wirkstoff einnehmen, dann beginnen Sie bei Stufe 1.

Wenn Sie Kortikosteroide einnehmen, können Sie das unten beschriebene System der Anpassungsstufen nicht verwenden. Stattdessen sollte Ihr Arzt Ihre Medikamente individuell anpassen – aber nur, wenn Sie für mindestens vier Wochen einen KP-Wert von 20 Sekunden erreicht haben.

Anpassungsstufe 1

Wenn Sie keine Asthmasymptome haben, kein Notfall-Asthmaspray benötigen und Ihre KP für vier Wochen bei mehr als 20 Sekunden liegt, dann bitten Sie Ihren Arzt darum, die ergänzende Medikation (zum Beispiel mit dem Wirkstoff Montelukast) zu reduzieren oder ganz einzustellen.

Anpassungsstufe 2

Warten Sie mit Stufe 2, bis Sie nach der ersten Stufe wiederum keine Asthmasymptome haben, kein Notfall-Asthmaspray benötigen und Ihre KP für vier Wochen mehr als 20 Sekunden beträgt. Dann bitten Sie Ihren Arzt darum

- von langfristig wirksamen Wirkstoffen wie Salmeterol auf Salbutamol oder Terbutalin umzusteigen,
- von kombinierten Inhalatoren, die sowohl vorbeugende als auch langfristig wirksame Wirkstoffe enthalten, auf separate Inhalatoren umzusteigen.

Wenn Sie für vier Wochen einen KP-Wert von über 20 Sekunden und keine Asthmasymptome haben, dann werden Sie weniger Beta-Sympathomimetika brauchen. Kombinierte Inhalatoren enthalten jedoch sehr starke Beta-Sympathomimetika. Da diese Inhalatoren die Wirkstoffe in einem festen Mengenverhältnis kombinieren, werden Sie Ihren Bedarf nicht anpassen können, wenn die Anpassung nur einen der Wirkstoffe betrifft. Deswegen kann es sein, dass die Dosierung höher ist, als Sie es eigentlich benötigen. Sie sollten deshalb Ihren Arzt bitten, Ihren kombinierten Inhalator auf zwei getrennte Inhalatoren umzustellen und die beiden Wirkstoffe somit zu trennen.

Anpassungsstufe 3

Wenn Sie Stufe 3 erreicht haben, werden Sie Medikamente bereits getrennt verwenden. Warten Sie zunächst erneut, bis Sie keine Asthmasymptome mehr haben, keine Notfall-Asthmasprays benötigen und Ihr KP-Wert für vier Wochen bei mehr als 20 Sekunden liegt. Dann bitten Sie einen Arzt, auch Ihre vorbeugende Medikation an Ihre neuen Bedürfnisse anzupassen.

Als Faustregel der vorbeugenden Medizin gilt: Die Dosis sollte nie auf einmal um mehr als ein Viertel reduziert werden. Nach jeder Reduzierung sollten Sie warten, bis Ihre KP wieder für vier Wochen bei 20 Sekunden liegt, Sie keine Notfall-Asthmasprays benötigen und keine Symptome haben. Erst dann bitten Sie Ihren Arzt, die Dosis weiter zu reduzieren.

Wenn man Sie zum Beispiel von 100 Mikrogramm pro Tag auf Null reduzieren will, kann dies so aussehen: 1000 µg – 800 µg – 600 µg – 500 µg – 400 µg – 300 µg – 200 µg – 100 µg – 0 µg.

Kontrollieren und reduzieren Sie die ganze Zeit über Ihre Atmung und warten Sie vor jedem neuen Schritt, bis Ihr KP-Wert wieder für vier Wochen bei 20 Sekunden liegt – erst danach verringern Sie die Dosis weiter.

Sie werden dauerhaft auf Langzeitmedikamente verzichten können, wenn Ihr KP-Wert für sechs Monate bei 40 Sekunden lag. Ihre Hauptsymptome werden bereits verschwinden, wenn Ihr KP-Wert 20 Sekunden erreicht, aber bei bestimmten Reizungen können noch immer Symptome auftreten.

> Tragen Sie daher weiterhin jederzeit Ihr kurzfristig wirksames Bedarfsmedikament bei sich.

Wann sollte die Dosierung von Kortisonsprays erhöht werden?

Zwar ist es wichtig, dass Sie Ihre Medikation zusammen mit Ihrem Arzt anpassen, sobald sich Ihr Zustand verbessert. Doch etwas anderes ist mindestens ebenso wichtig: Wenn Ihr KP-Wert niedrig ist oder Sie chronische Atemschwierigkeiten haben, müssen Sie unbedingt ausreichend Kortikosteroide inhalieren.

Falls Ihre KP weniger als 10 Sekunden beträgt und/oder Sie pro Tag mehr als dreimal Salbutamol verwenden müssen, dann könnte Ihr Steroidhormonspiegel im Körper zu niedrig sein. Ein weiteres Anzeichen dafür ist ein andauernder Ruhepuls von hundert oder mehr über eine Zeitspanne von vierundzwanzig Stunden. In diesem Fall sollten Sie Ihren Arzt aufsuchen und Ihre Kortikosteroideinnahme überprüfen lassen.

Falls Sie tatsächlich über zu wenige Steroidhormone verfügen, können Sie Ihre Atmung und Ihren KP-Wert nur schwer verbessern. Denn Ihr Atemdrang wird unter diesen Umständen zu groß sein. Konsultieren Sie dann Ihren Arzt, um Ihre Medikation entsprechend anzupassen.

Asthma-Medikamente – sind wir ausreichend informiert?

Über die Jahre hinweg sind viele Fragen zu Asthmamedikamenten aufgekommen. Ein Asthma-Wirkstoff namens Fenoterol, der in den 1970ern sehr oft verschrieben wurde, führte in Neuseeland und anderen Ländern zu Tausenden von Asthma-Toten. Der überraschende Zusammenhang wurde zuerst von einer Asthmaforschungsgruppe in Wellington um Richard Beasley, Carl Burgess, Julian Crane und Neil Pearce entdeckt. Diese Ergebnisse wurden jedoch vom Hersteller und überraschenderweise auch von einer Asthma-Projektgruppe (die aus den Professoren der medizinischen Fakultät in Wellington und drei Lungenfachärzten bestand) stark kritisiert und blockiert, bevor sie schließlich doch akzeptiert wurden.

Zu dem Zeitpunkt bot nur die Firma Boehringer Ingelheim Asthmamedikamente mit dem Wirkstoff Fenoterol an. Boehringer scheute keine Kosten, um große internationale Konferenzen zum Thema zu veranstalten. Dort wurden jedoch nur sorgfältig ausgewählte Referenten eingeladen, um das Medikament zu verteidigen. Zudem schickte man umfangreiche Werbematerialien an fast alle Ärzte, Apotheken und Gesundheitsreporter in Neuseeland. Diese Materialien beinhalteten Tabellen und andere Informationen, »die beweisen, dass es nicht genügend Zusammenhänge zwischen der Verwendung von Fenoterol und Asthmatoten gibt«.[1]

Letztlich handelte das neuseeländische Gesundheitsministerium, indem es »den Zugang zum Medikament streng begrenzte, aber eine Präventionsstudie genehmigte. Diese Anordnung der Behörde, die Fenoterol vom neuseeländischen Markt so gut wie entfernte, brachte einen plötzlichen und deutlichen Rückgang an Asthma-Toten. Dies lieferte einen weiteren Beweis, dass die Verwendung von Fenoterol bei den epidemischen Asthma-Todesfällen in Neuseeland eine bedeutende Rolle gespielt hatte.«[2]

In seiner Besprechung des Buches von Neil Pearce kommt Medizinprofessor Evan J. Begg im New Zealand Medical Journal zu dem Schluss: »Letzten Endes war dies ein Sieg für Neil Pearce und seine Kollegen. Und für die Menschen mit Asthma, deren Leben gerettet wurde. Es war eine Niederlage für die neuseeländische Asthma-Projektgruppe und für Boehringer Ingelheim und auch für deren tadelnswertes Verhalten. Zwar war es durchaus begründet, die neuen Ergebnisse zu hinterfragen – kamen diese doch aus heiterem Himmel. Doch es war nicht vernünftig, Macht und Geld zu missbrauchen, um aggressiv Informationen zu unterdrücken – mit lebensbedrohlichen Konsequenzen.«[3]

Asthma-Medikamente – wirklich die einzig wahre Lösung?

Asthma gibt es seit mehr als fünftausend Jahren – und trotzdem »wurde der Tod durch Asthma im 19. und 20. Jahrhundert vor dem Jahr 1920 von vielen führenden Experten als selten angesehen«.[4] Heutzutage sehen wir ein ganz anderes Bild: Asthma hat sich über die vergangenen dreißig Jahre exponentiell verbreitet und fordert jedes Jahr das Leben Tausender

Kinder und Erwachsener. In den Vereinigten Staaten starben im Jahr 2004 geschätzte 3816 Menschen an Asthma, 2004 waren es rund 3857 Menschen.[5] In Großbritannien belief sich ihre Zahl 2005 auf 1300 Menschen.[6] Es wird angenommen, dass weltweit jährlich etwa 180000 Menschen an Asthma sterben.[7]

Weist das nicht darauf hin, dass mit der derzeitigen Behandlung etwas nicht stimmt? Eigentlich sollten sich die Fälle von Asthma und die Todesrate doch mit jedem Jahr verringern. Obwohl mit Milliarden an Dollar Asthma weiter erforscht wird, ist das Gegenteil der Fall. Das wirft ein schlechtes Bild auf die weltweiten Asthmaexperten und ist alles andere als eine Erfolgsgeschichte.

Bitte verstehen Sie mich nicht falsch: Ich bin nicht gegen Medikamente. Aber da ich selbst den Großteil meines Lebens unter Asthma gelitten habe, fühle ich mich von der Medizin im Stich gelassen. Mir wurde als Kind niemals beigebracht, durch die Nase zu atmen. Oder durch einfache Übungen mein Überatmen zu reduzieren. Und das, obwohl ich als Kind viele Ärzte besucht habe. Wer weiß, wie sich mein Asthma entwickelt hätte, wäre ich nicht mit fünfundzwanzig Jahren über diesen Ansatz gestolpert. Medikamente spielen eine wichtige Rolle. Aber es ist genauso wichtig, das chronische Überatmen zu korrigieren!

Zudem sind einige moderne Medikamente besonders risikoreich. Aber die meisten Laien wissen nichts davon. So hat etwa die US-Bundesbehörde zur Überwachung von Nahrungs- und Arzneimitteln (FDA) strenge Warnhinweise für Seretide, Symbicort und Singulair erlassen.

Selbst die sorgfältigsten wissenschaftlichen und medizinischen Versuche sind nur begrenzt repräsentativ, da sie nur kurz oder an zu wenigen Menschen durchgeführt wurden. Um Aktieninhaber zufriedenzustellen, müssen Pharmakonzerne ihre Medikamente so schnell wie möglich auf den Markt bringen. Dabei stellt sich die Frage: Können Versuche, die über einen kurzen Zeitraum mit nur einer relativ geringen Anzahl an Menschen durchgeführt wurden, vorhersagen, was bei einer Einnahme durch Millionen von Menschen über viele Jahre hinweg passieren wird?

Häufige Fragen

Warum sagt mir mein Trainer immer, dass ich durch die Nase ein- und durch den Mund ausatmen soll?
In unserer Kultur gibt es viele verbreitete Mythen, obwohl niemand weiß, warum eigentlich. Es wird angenommen, dass das Einatmen durch die Nase und das Ausatmen durch den Mund dazu führt, dass der Körper die Giftstoffe ausscheidet, die sich in der Lunge angesammelt haben. Wenn der Mund allerdings gleich von Anfang an geschlossen bliebe, dann befänden sich gar nicht erst so viele Giftstoffe in der Lunge. Es ist bekannt, dass Partikel, die durch den Mund in die Lunge kommen, sechzig bis hundertzwanzig Tage in den Alveolen bleiben, ehe sie wieder ausgeatmet werden. Der Nachteil der Mundatmung ist der Verlust von Feuchtigkeit. Die Nasenmuscheln fangen Feuchtigkeit ein, um eine Entwässerung zu vermeiden. Bei der Mundatmung geschieht dies jedoch nicht.

Mein Freund hat kein Asthma, aber er hat nur einen KP-Wert von 15 Sekunden. Warum?
Überatmen beeinflusst alle Organe und Systeme auf verschiedene Weise. Manche Menschen leiden unter chronischer Müdigkeit, hohem Blutdruck, Angstgefühlen oder diversen anderen Beschwerden. Selbst wenn Ihr Freund momentan keine Beschwerden hat, kann er diese in den kommenden Jahren entwickeln. Und obwohl Asthma eines der ersten Anzeichen ist, kann es durch die Korrektur der Atmung leicht wieder rückgängig gemacht werden.

Mein Freund ist fit, aber er hat trotzdem nur einen KP-Wert von 15 Sekunden. Warum?
Ihr Freund überatmet, obwohl er fit ist. Es ist sehr wahrscheinlich, dass sich seine Fitness noch deutlich verbessern würde, wenn er seine Atmung kontrolliert.

Sollte ich meine Medikation anpassen?
Wir empfehlen sehr, die Medikation nicht zu verändern, ohne vorher den Arzt zu fragen. Wir empfehlen, dass Sie bei Bedarf Beta-Sympathomimetika einnehmen. Diese Akut-Medikamente sind dazu bestimmt, dann eingenommen zu werden, wenn Sie Symptome verspüren – um diese zu lindern.

Mein Arzt sagt, dass ich Schleim abhusten soll. Warum?
Ihr Arzt glaubt, dass Schleim ausgestoßen wird, wenn Sie Ihren Körper zum Husten zwingen. Wenn Sie jedoch Ihre Atmung reduzieren, löst sich der Schleim von selbst aus Ihren Atemwegen. Sie können auch einen viertel Teelöffel Meersalz in warmem Wasser auflösen und trinken. Dadurch wird das Sekret verdünnt. Wenn Sie es mit Husten aus Ihrer Lunge zwingen, dann belastet das nur unnötig Ihr Herz, beeinträchtigt Ihr Atemsystem und ist damit noch problematischer als das Keuchen.

Es fühlt sich so entspannend an, tief einzuatmen. Wie kann es dann ungesund sein?
Wenn Sie einen Muskel zuerst anspannen und ihn dann entspannen, dann fühlt sich das in der Tat gut an. Das geschieht auch beim tiefen Einatmen: Sie strecken Ihre Brusthöhle und lockern sie dann wieder. Leider reduziert dieses tiefe Atmen auch den Kohlendioxidgehalt im Blut und damit die Sauerstoffversorgung des Körpers.

Muss ich den ganzen Tag über reduziert atmen?
Nein, nicht den ganzen Tag – aber versuchen Sie Ihren Atem, wann immer Sie können, für ein paar Minuten zu reduzieren. Es hilft, wenn Sie den ganzen Tag auf Ihren Atem achten. Sie atmen durchschnittlich 20000- bis 30000-mal pro Tag. Dies hängt von Ihrem KP-Wert ab. Achten Sie darauf, was Ihre Atmung macht – ist sie schwer, laut und unregelmäßig oder ist sie ruhig, entspannt und sanft? Reduzieren Sie Ihre Atmung, wenn Sie daran denken. Wenn Sie spüren, dass Sie schwer atmen, hören Sie damit auf.

Kann es zu einem Sauerstoffmangel kommen, wenn ich zu wenig atme?
Es ist wahrscheinlicher, dass Sie einen Sauerstoffmangel bekommen, weil Sie zu viel atmen. Sie atmen zu schwer, wenn Ihr KP-Wert unter 40 Sekunden liegt. Sie können Ihre Atmung also reduzieren, bis Sie diesen KP-Wert erreichen. Anschließend ist es nicht mehr nötig, die Atmung noch weiter zu reduzieren.

Eigentlich müsste es doch helfen, wenn ich mein Zimmer mit Kohlendioxid fülle?
Das ist umstritten. Manche Versuche zum Einatmen von Kohlendioxid hatten positive Ergebnisse, andere nicht. Ihr Körper kann das Kohlendioxid jedenfalls nur so lange tolerieren, wie das Atemwegssystem keine Probleme damit hat, es zu verarbeiten. Wenn der Kohlendioxidgehalt im Körper höher ist, werden Sie schwerer atmen, um den Überschuss wieder loszuwerden.

Ich übe Yoga aus und mein Trainer bringt mir tiefes Atmen bei. Warum ist das so?
Ich habe einige Menschen getroffen, deren Asthma sich durch die Yogaatmung verschlechtert hat. Viel hängt offenbar von der genauen Art des Atmens ab. Wenn der Trainer Sie zu schwerem, tiefem Atmen auffordert, ist dies nicht gut für Ihr Asthma. Wenn jedoch reduziertes, sanftes Atmen, das Anhalten des Atems und die richtige Körperhaltung das Ziel der Übung sind, dann ist dies vorteilhaft.

Ich habe diese Woche keine Verbesserung meiner Symptome bemerkt. Woran kann das liegen?
Sie werden keine Verbesserung wahrnehmen, bis sich Ihr KP-Wert nicht um mindestens 5 Sekunden verbessert hat. Ist das nicht der Fall, dann müssen Sie sich über die Woche hinweg mehr auf Ihre Atmung konzentrieren.

- Atmen Sie schwer?
- Ist Ihr Mund nachts geschlossen?
- Achten Sie tagsüber genügend darauf, die Atmung zu reduzieren?

- Atmen Sie während des Sports richtig?
- Wie sieht Ihr Lebensstil aus?
- Reden Sie den ganzen Tag?

Wenn Sie aufgrund Ihres Berufs den ganzen Tag über sprechen müssen, hat das die gleiche Auswirkung, als würden Sie den ganzen Tag schwer atmen. Hohe Temperaturen oder industriell verarbeitete Lebensmittel sind Ursachen für schweres Atmen. Wenn Sie viele dieser Aspekte in Ihrem Leben finden, müssen Sie diese Einflüsse zum Beispiel durch Sport ausgleichen und Ihre Atmung konsequenter reduzieren.

Ich kann beim Sport nur langsam gehen, wenn ich den Mund geschlossen halte. Ist das schlimm?
Das ist okay, denn die Qualität Ihres Sports wird besser sein, wenn Sie mit geschlossenem Mund das Kohlendioxid im Körper halten. Wenn Ihr KP-Wert unter 20 Sekunden liegt, ist es sehr wichtig, den Mund geschlossen zu halten. Schließlich fangen Sie schon bei der kleinsten Anstrengung an zu überatmen. Liegt der KP-Wert über 20 Sekunden, ist es wahrscheinlicher, dass die Kohlendioxidproduktion des Körpers höher ist als dessen Verlust durch die Atmung. Sie können daher Ihren Mund öffnen, sobald Sie einen entsprechend hohen KP-Wert haben. Ihre KP sollte sich eine Stunde nach der Sportausübung um 25 Prozent verlängert haben – dann wissen Sie, dass Sie richtig trainieren.

Ich spüre andauernd Lufthunger, wenn ich durch die Nase atme.
Das kommt von Ihrem Überatmen und weil Sie versuchen, ein großes Volumen durch Ihre Nase einzuatmen. Wenn sich Ihre KP verbessert, haben Sie nicht mehr das Gefühl, ein so großes Volumen zu benötigen, und der Lufthunger wird verschwinden.

Muss ich mit dem Sport aufhören, während ich lerne, meine Atmung zu korrigieren?
Nicht unbedingt. Versuchen Sie, Ihre Atmung während des Sports zu reduzieren. Machen Sie vor einem Spiel kurz Übung 5 (siehe Seite 64).

Stellen Sie sicher, dass Ihre KP relativ lang ist, und halten Sie Ihren Mund so gut wie möglich geschlossen.

Es fällt mir sehr schwer, genug Zeit für alle Übungen zu finden.
Wenn das der Fall ist, versuchen Sie, Ihre Übungen besonders bewusst auszuführen. Nehmen Sie eine korrekte Haltung ein und reduzieren Sie Ihren Atem – etwa wenn Sie fahren, lesen, fernsehen oder auf jemanden warten. Versuchen Sie, jeden Tag spazieren zu gehen. Wenn Ihre Arbeit körperlich anstrengend ist, halten Sie Ihren Atem während der Arbeit an – wann immer Sie können. Machen Sie Mini-Schritte und üben Sie, den Atem während Ihrer physischen Aktivitäten anzuhalten. Sie werden an Ihrem Wohlbefinden erkennen, ob Sie genug tun.

Ist meine Atmung besser, wenn ich die Anzahl der Atemzüge pro Minute verändere?
Nein, das ist sie nicht. Es gibt viele Atemübungen, bei denen die Anzahl der Atemzüge pro Minute verringert werden soll, aber das reduziert nicht automatisch das Atemzugvolumen – und das ist das eigentliche Ziel. Ein Beispiel: Eine Person mit einem niedrigen KP-Wert atmet pro Minute zwanzigmal. Wenn wir annehmen, dass ihr Atemzugvolumen fünfhundert Milliliter ist, beträgt das Volumen pro Minute zehntausend Milliliter, also zehn Liter. Wenn jetzt die Anzahl auf zehn Atemzüge pro Minute sinkt, erhöht sich das Volumen des Atems möglicherweise gleichzeitig auf einen Liter. Damit ist das Endresultat das Gleiche: zehn Liter.

Woher weiß ich, welche Atemübungen mir wirklich helfen?
Wenn das Atemzugvolumen effektiv reduziert wird, fühlen Sie zunächst einmal Lufthunger. Als weiteres Ergebnis sollte Ihre KP nach der Übung länger sein als vorher. Kurz: Wenn die Atemübung höhere KP-Werte verursacht, ist die Übung gut.

Sind Hausstaubmilben die Ursache meines Asthmas?
Nein, Staubmilben sind nur ein Auslöser. Und das wird auch so lange so bleiben, bis Ihr KP-Wert 40 Sekunden erreicht hat. Danach sollten alle

allergischen Reaktionen verschwunden sein. Dies kann zwar grundsätzlich auch auf anaphylaktische Reaktionen zutreffen, allerdings ist es zu gefährlich, es in der Praxis darauf ankommen zu lassen.

Ich habe meine Ernährung beträchtlich umgestellt. Ich esse nur, wenn ich hungrig bin. Ich esse keine Milchprodukte, nur wenig Fleisch, keinen Zucker und habe trotzdem noch Asthma.
Sie können sich perfekt ernähren – das ist für Ihr Asthma grundsätzlich vorteilhaft. Die Beschwerden werden sich aber nur dann wirklich zurückbilden, wenn Sie auch Ihre Atmung und nicht nur die Ernährung ändern.

Mein Sohn nahm vor sechs Monaten an Ihrem Kurs teil. Nun hatte er einen starken Anfall, als er den Bauernhof seiner Oma besuchte. Bis dahin ging es ihm aber sehr gut.
Die KP Ihres Sohnes hat sich verlängert, darum treten die Hauptsymptome nicht mehr auf. Falls sein KP-Wert jedoch noch unter 40 Sekunden liegt, werden Auslöser immer noch Probleme verursachen können, das ist jetzt geschehen. Nur wenn der KP-Wert über 40 Sekunden liegt, werden solche Trigger keine Symptome mehr hervorrufen. Und erst wenn die KP für sechs Monate mehr als 40 Sekunden beträgt, sollten alle Symptome komplett verschwinden.

Hilft reduziertes Atmen auch bei Bronchiektasie, Sarkoidose, Emphysemen oder Bronchitis?
Ja, reduziertes Atmen hilft bei jeder Erkrankung, die mit Husten, Keuchen, Atemnot oder vermehrter Schleimproduktion einhergeht. Die effektivste Übung gegen ernsthafte Atemwegsbehinderungen ist Übung 6 (siehe Seite 67) über den ganzen Tag hinweg, solange Sie wach sind. Und zwar so lange, bis Sie Ihre Atmung unter Kontrolle haben und Ihre KP bei 20 Sekunden liegt. Wenn der KP-Wert höher ist, können einfache andere Übungen, wie Übung 2 (siehe Seite 44), durchgeführt werden. Wenn Ihre Erkrankung zu schwer ist, um die Atmung zu reduzieren, sollten Sie stattdessen den Mund jederzeit geschlossen halten und möglichst ruhig

und leise atmen, sodass die Atmung in Ruhe nicht hörbar ist. Zudem ist es ratsam, über den Tag hinweg 1000-mal für zwei bis fünf Sekunden die Luft anzuhalten.

Mein Arzt sagt, dass die geschilderten theoretischen Grundlagen nicht bewiesen sind.

Tatsächlich weiß niemand, wie Überatmen Asthma hervorruft. Und niemand weiß, woher Asthma eigentlich kommt. Wenn man die Überatmung in den Griff bekommt, verringern sich die Symptome und man benötigt weniger Medikamente. Das haben Studien belegt. Es muss also einen direkten Zusammenhang zwischen dem Atemzugvolumen pro Minute und der Umkehrung von Symptomen geben.

Es gibt viele Theorien, warum das so ist, noch ist keine von ihnen bewiesen. Die Schulmedizin nimmt an, dass durch das Überatmen das Epithel der Atemwege trockener wird – und sieht darin einen der Hauptfaktoren verengter Bronchien. Andere weisen darauf hin, dass in der Nase Stickstoffmonoxid produziert wird. Bei der Nasenatmung wird dieses in die Bronchien transportiert, sodass diese dadurch erweitert werden.

Warum soll ich weiterhin meine Kortikosteroide einnehmen? Sie haben doch sicher starke Nebenwirkungen?

Kortikosteroide sind ein wichtiger Bestandteil der Asthmatherapie. Patienten haben mehr schwere Asthmaanfälle, wenn sie zu wenige Kortikosteroide und zu häufig Asthma-Notfallsprays, also Beta-Sympathomimetika verwenden. Werden Beta-Sympathomimetika zu häufig eingesetzt, werden die Luftwege dadurch irreparabel geschädigt und vernarben. Wenn Ihr KP-Wert für vier Wochen über 20 Sekunden liegt und Sie während dieser Zeit keine Beta-Sympathomimetika benötigt haben, gehen Sie zum Arzt und bitten Sie ihn, Ihre Medikamente neu einzustellen und ein wenig zu verringern.

Welcher Ansatz ist bei schwerem Asthma der beste?

Schweres Asthma mit einem Ruhepuls von über 100 ist kaum unter Kontrolle zu bringen und es werden mit größter Wahrscheinlichkeit zu wenige Kortikosteroide eingenommen. Betroffene sollten deshalb einen Arzt aufsuchen. Es ist sehr unwahrscheinlich, dass diese Asthmatiker – selbst mit den sanftesten Übungen zum reduzierten Atmen – irgendeinen Fortschritt erzielen könnten.

Daher ist der erste Schritt, überhaupt zu verstehen, was Überatmen ist und wie man es erkennt. Es hilft, die Atembewegungen mit der Hand zu fühlen und die Atmung ein klein wenig zu reduzieren. So achtet man über den Tag hinweg genauer auf die eigene Atmung. Außerdem sollten schwer betroffene Asthmatiker Tag und Nacht ihren Mund geschlossen halten. Sobald das nicht mehr unangenehm ist, wirkt Übung 6 (siehe Seite 67), ausgeführt für jeweils zwei oder drei Sekunden, am besten. Diese Übung ist besonders sanft und körperlich wenig anstrengend. Sie kann deshalb hervorragend zum Fortschritt beitragen. Sobald der KP-Wert steigt und man sich etwas besser fühlt, kann man den Atem weiter reduzieren.

Was sind die Fünf-Finger-Regeln der Buteyko-Methode?
Es gibt zwei wichtige Regeln mit jeweils fünf Punkten. Die erste Regel betrifft die richtige Körperhaltung beim Üben.

1. Nehmen Sie eine gemütliche Position ein. Am besten setzen Sie sich in Reiterstellung auf die Ecke eines Stuhls. Sitzen Sie aufrecht. Entspannen Sie Ihre Schultern und lassen Sie Ihre Arme locker hängen.
2. Wählen Sie den richtigen Stuhl. Er sollte nicht zu hart sein (das vertieft die Atmung) und nicht zu weich (das ist schlecht für die Haltung).
3. Stellen Sie beide Füße unter den Stuhl. Die Knie müssen sich unter der Zwerchfellebene befinden. Sitzen Sie aufrecht und schauen Sie nach vorn, den Kopf geradeaus.
4. Halten Sie den Mund geschlossen.
5. Halten Sie die Augen geschlossen und blicken Sie dabei nach oben, als schauten Sie aus einem Fenster über Ihrem Kopf. Beach-

ten Sie, dass nur Ihre Pupillen nach oben schauen, sich Ihr Kopf aber nicht nach oben neigen sollte.

Die zweite Regel besagt, dass man mit entspanntem Zwerchfell die Atmung leichter reduzieren kann. Sie ist noch wichtiger als die erste Regel – und kürzer!

1. Schrittweise
2. Reduzierung
3. der Schwere des Atems
4. durch die Entspannung des Zwerchfells,
5. um einen leichten Lufthunger zu erreichen.

Sie müssen einen leichten Lufthunger spüren, der nicht stärker ist als am Ende Ihrer Kontrollpause. Dafür ist es sehr wichtig, dass Ihr Zwerchfell entspannt ist. Das Zwerchfell entspannt sich am besten nach einer Anspannung. Ziehen Sie zuerst Ihren Bauch ein und spüren Sie die Anspannung. Dann entspannen Sie ihn.

Es ist zudem notwendig, dass Sie sich von Brustatmung auf Bauchatmung umstellen. Auch dadurch entspannt sich ihr Zwerchfell und verspannt nicht. Wenn Sie einatmen, bewegt sich Ihr Bauch leicht nach außen. Der Bauch sollte immer weich bleiben – dann atmen Sie entspannter. Falls Ihr Bauch sich verhärtet, machen Sie eine kurze Pause und fahren Sie anschließend mit der reduzierten Atmung fort. Nehmen Sie kurze, unvollständige Atemzüge. Stellen Sie sich vor, dass Ihre Lungen ein Glas sind, das Sie nur zu drei Vierteln mit Luft füllen wollen.

Forschungsergebnisse zur Buteyko-Methode

Ursprünglich wurde die Methode in mehreren Studien in der ehemaligen Sowjetunion untermauert und danach dort in die medizinische Lehre mit aufgenommen. Inzwischen wurden auch andernorts verschiedene Studien durchgeführt, um die Wirksamkeit der Buteyko-Atmungsmethode bei Asthma zu überprüfen.

Bereits im Mai 2008 wertete die British Thoracic Society in den »British Guidelines on the management of asthma« (»Britischen Richtlinien für die Behandlung von Asthma«) die Buteyko-Methode auf »Empfehlungsgrad B« auf. Das bedeutet, dass es hochqualitative Fall- und Kohortenstudien sowie systematische Reviews zum Thema gibt, bei denen ein sehr geringes Risiko für Störfaktoren oder Abweichungen besteht. Die untersuchten Beziehungen sind mit hoher Wahrscheinlichkeit kausal. Hier einige Studienergebnisse.

- Die Buteyko-Gruppe zeigte deutlichere Verbesserungstendenzen hinsichtlich Lebensqualität und Asthmakontrolle als die Gruppe, die Pranayama-Atemübungen ausführte, und als die Kontrollgruppen.[8]
- Die Buteyko-Methode wurde bei asthmabedingter Rhinitis eingesetzt. 70 Prozent der Teilnehmer zeigten eine Reduktion der nasalen Symptome inklusive Schnarchen, Geruchsverlust, Nasenverstopfung und Problemen mit der Nasenatmung.[9]
- In einer Untersuchung wurde das vorliegende Buch als Manual für die Buteyko-Gruppe verwendet. Ein Zitat aus den Ergebnissen: »Auch wenn keine Studie genau nachweisen konnte, warum die Buteyko-Methode so effektiv für die Asthmakontrolle ist – wenn ein Medikament die gleiche Wirkung hätte, würde es sehr wahrscheinlich in großem Umfang zur Asthmakontrolle eingesetzt.«[10]
- »Unsere Studie belegte die angenommene Physiologie der Buteyko-Methode: (…) Indem Patienten gezeigt wurde, wie Sie Hyperpnoe reduzieren (Atemfrequenz und -volumen), kann die Buteyko-Methode Asthmasymptome lindern und die körperliche Belastbarkeit sowie die Asthmakontrolle verbessern.«[11]

- Nach sechs Monaten war bei einer Studie in der Buteyko-Gruppe der Anteil derjenigen, die ihr Asthma unter Kontrolle hatten, von 40 Prozent auf 79 Prozent angestiegen, konnten 39 Prozent der Patienten die Anwendung von Kortikoid-Sprays reduzieren, konnten 21 Prozent der Patienten auf das Inhalieren von Kortikoiden verzichten.[12]
- Nach drei Monaten erreichte die Buteyko-Gruppe eine Reduktion der Beta-Sympathomimetika um 66 Prozent und der Kortisonsprays um 41 Prozent.[13]
- Nach sechs Monaten erreichte die Buteyko-Gruppe eine Reduktion der Beta-Sympathomimetika um 85 Prozent und der Kortisonsprays um 50 Prozent. »Schlussfolgerung: Die Buteyko-Technik ist eine sichere und wirksame Methode zur Asthmakontrolle. Die Buteyko-Technik hat klinische und mögliche pharmazeutisch-wirtschaftliche Vorteile, die weitere Studien rechtfertigen.«[14]
- Ein klinischer Test zeigt die Wirksamkeit der Buteyko-Atemtechnik für Asthma: »Unsere Ergebnisse zeigen sowohl eine bedeutende Verbesserung bei der Lebensqualität der Gruppe, die die Buteyko-Technik anstelle eines Placebos zugewiesen bekamen ($p = 0{,}043$), als auch eine Reduktion der Einnahme von inhalierten Bronchiodilatoren ($p = 0{,}008$).«[15]
- Nach drei Monaten erreichte die Buteyko-Gruppe eine Reduktion der Beta-Sympathomimetika um 90 Prozent und der Kortisonsprays um 49 Prozent.[16]

Ist chronisches Überatmen wirklich die Ursache von Asthma?

Ärzte werden Ihnen erklären, dass Asthma durch Entzündungen in den Luftwegen entsteht. Wenn sie allerdings gefragt werden, wodurch diese Entzündungen entstehen, wissen sie die Antwort selbst nicht.

Sieht man sich die Ergebnisse an, bei denen die Buteyko-Gruppen innerhalb von drei bis sechs Monaten die Langzeitmedikamente jeweils um durchschnittlich rund 50 Prozent reduzieren konnten, kommt man zu folgendem Schluss: Die Entzündungen verschwinden, wenn das Überatmen behandelt wird. Immerhin ist der Zweck der Langzeitmedikamente die Behandlung von Entzündungen! Wenn also der Bedarf an Langzeitmedikamenten zurückgeht, bedeutet das auch, dass die Entzündung besser geworden ist.

Doch ist es im Umkehrschluss sinnvoll anzunehmen, dass das chronische Überatmen der Grund für die Entzündung war? Manche Ärzte behaupten, dass die Buteyko-Methode nicht wirksam sei, da sich nach wenigen Versuchen die Lungenfunktion nicht verbessert habe. Folgende Argumente könnten helfen, diese Bedenken zu entkräften:

1. Alle Testpersonen in den Buteyko-Gruppen befanden sich unter medizinischer Beobachtung. Es war die Aufgabe der Ärzte und Berater, die Lungenfunktion der Patienten auf ein vergleichsweise gutes Niveau zu bringen – schon bevor sie mit der Buteyko-Methode begannen. Schließlich werden passende Asthmamedikamente verschrieben, um die Lungenfunktion zu optimieren. In diesem Fall wäre es ungerecht, noch weiter bedeutende Verbesserungen der Lungenfunktion zu erwarten. Es gilt quasi das Gesetz des sinkenden Ertrags.
2. Zum Goldstandard der Kontrolle von Atemwegsbeschwerden gehört es, Peak-Flow-Messungen oder Spirometrie zu verwenden. Dabei wird jedoch übersehen, dass diese Messmethoden bei der Ausführung ein Überatmen voraussetzen. Dadurch ziehen sich die asthmatischen Luftwege zusammen. Wurde ein Asthmatiker während eines Anfalls schon einmal in ein Krankenhaus eingeliefert, weiß er, dass sich das Husten und Keuchen allein durch Peak-Flow-Messung oder Spirometrie verschlimmert. Anders gesagt: Der Test führt zu Atemwegsblockaden. Wie kann dieser Test also zuverlässig sein?
3. Der Zweck der Langzeitmedikamente ist es wie gesagt, die Lungenfunktion zu verbessern. Vor diesem Hintergrund sollte eine reduzierte vorbeugende Medikation auch zu einer reduzierten

> Lungenfunktion führen. Während jedes Versuchs wurden die Medikamente der Buteyko-Gruppe immer dann verändert, wenn das Asthma besser kontrolliert wurde. Die Lungenfunktion kann sich aber niemals verbessern, wenn die Medikamente reduziert werden.

In einer BBC-Dokumentation befragte man Professor Charles Mitchell zur Buteyko-Methode. Über die Versuche des Mater-Krankenhauses sagte er: »Asthmatiker fühlen sich besser, sie fühlen sich viel besser. Aber da sich ihre Lungenfunktion nicht verbesserte, geht es ihnen nicht besser.«

Nun, die Buteyko-Gruppe hatte in den Mater-Krankenhaus-Versuchen 70 Prozent weniger Symptome, benötigte 90 Prozent weniger Sympathomimetika und 50 Prozent weniger Kortikosteroide. Anders gesagt: Sie waren dazu in der Lage, nach dem Versuch die gleiche Lungenfunktion aufrecht zu erhalten. Aber sie benötigten dazu viel weniger Medikamente und konnten Ihr Asthma selbst viel besser kontrollieren.

Die andere Kontrollgruppe machte andererseits gar keine Fortschritte. Es ist interessant zu wissen, dass diese Gruppe am Behandlungsprogramm des Mater-Krankenhauses in Brisbane teilnahm. Die Gruppe machte keinerlei Fortschritte, da sich ihr Atemzugvolumen nicht veränderte. Das Volumen pro Minute betrug für beide Gruppen am Anfang des Versuchs rund 14 Liter. Nach drei Monaten hatte sich das Volumen der Buteyko-Gruppe auf 9,6 Liter reduziert, das der anderen Gruppe betrug weiterhin 14 Liter. Es gab außerdem einen direkten Zusammenhang zwischen der Volumenreduzierung und der Verringerung der Asthmasymptome: Diejenigen, die ihre Atmung am meisten reduzierten, machten die besten Fortschritte.

Diese Wirkung wurde von der Studie tatsächlich bewiesen: Wenn Sie die Buteyko-Methode anwenden, also mit dem Überatmen aufhören, lindert das Ihre Symptome.

Fortschrittsdiagramme

Fortschrittsdiagramm für Erwachsene

Datum	**Zeit**	**Puls**	**KP**	**RA 5 Minuten**	**KP**	**RA 5 Minuten**	**KP**	**RA 5 Minuten**	**KP**	**RA 5 Minuten**	**KP**	**Puls**

KP = Kontrollpause, RA 5 Minuten = reduziertes Atmen für 5 Minuten. Ruhen Sie sich für zwei Minuten aus, bevor Sie Ihre KP messen.

Fortschrittsdiagramm für Kinder

Datum	Zeit	Schritte	Schritte	Schritte	Schritte	Schritte	Schritte	Schritte	Schritte	Schritte	Schritte

Kurze Zusammenfassung des Programms der Buteyko-Methode

Wenn wir Asthma haben, dann ist unser Atemzugvolumen normalerweise zwei- bis dreimal so hoch wie bei einem gesunden Menschen.

Wie Sie falsches und richtiges Atmen unterscheiden

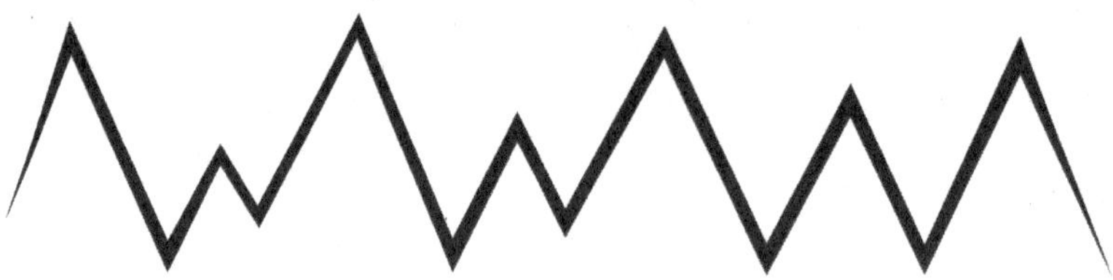

Kurze KP bis zu 10 Sekunden

So erkennen Sie, ob Sie überatmen: Offener Mund beim Atmen, hörbare Atmung in Ruhe, die Atmung ist geräuschvoll, ungleichmäßig, anstrengend, häufiges Seufzen, häufiges Gähnen, Brustatmung, Atemnot, Lufthunger

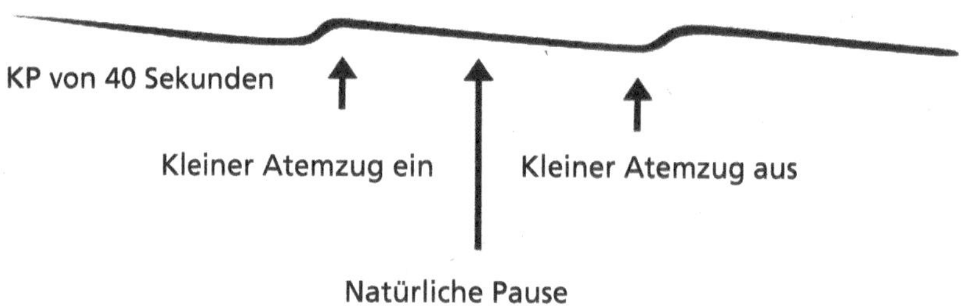

KP von 40 Sekunden: Die Atmung ist sehr leise, ruhig und von außen nicht bemerkbar.

So erkennen Sie, ob Sie normal atmen: Nasenatmung, ruhige, sanfte, leise, entspannte, regelmäßige, mühelose Atemzüge

Wie Sie Ihr relatives Atemzugvolumen messen

Indem Sie die Dauer Ihrer Kontrollpause messen, können Sie ganz einfach auf Ihr Atemzugvolumen schließen. In der KP halten Sie ganz bequem die Luft an:

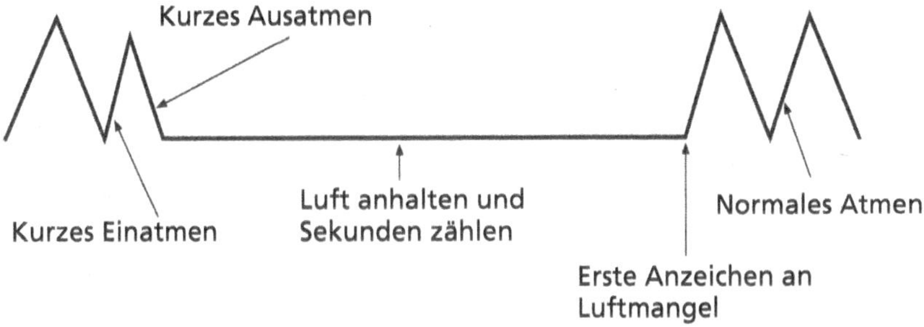

1. Atmen Sie sanft aus.
2. Halten Sie Ihren Atem an, bis Sie Lufthunger verspüren. Es könnte sein, dass Sie spüren, wie sich Ihr Zwerchfell nach unten drückt.
3. Stoppen Sie das Atemanhalten und atmen Sie ruhig und sanft weiter.
4. Je höher Ihr KP-Wert ist, desto niedriger ist Ihr Atemzugvolumen und desto weniger Symptome werden Sie haben.

	KP-Wert	Schritte
Sichere Symptome wie Husten, Keuchen, Atemlosigkeit, Schnarchen, Müdigkeit, Erkältungen, verstopfte Nase	10	20–40
	20	40–60
Hauptsymptome verschwinden, Trigger können aber trotzdem Symptome auslösen	30	60–80
	40	80–100

Fakten zur KP

- Ihr Ziel ist ein KP-Wert von 40 Sekunden für sechs Monate.
- Ihr KP-Wert sollte sich jede Woche um 3 Sekunden verbessern.
- Je kürzer Ihre KP ist, desto stärker sind Ihre Asthma- und Rhinitis-Symptome.
- Sie werden sich jedes Mal besser fühlen, wenn sich Ihr KP-Wert um 5 Sekunden verbessert.
- Wenn sich Ihr KP-Wert nicht verändert, werden Sie sich auch nicht besser fühlen.
- Die KP-Messung ist morgens am genauesten.
- Sport ist der beste Weg, um Ihren KP-Wert von 20 auf 40 Sekunden zu verbessern. Sport ist auch am besten geeignet, um einen hohen KP-Wert aufrechtzuerhalten.

Übersicht zu den Übungen

Hinweis: Alle Atemübungen werden nach dem Ausatmen ausgeführt!

Übung 1: Übung zum Freimachen der Nase

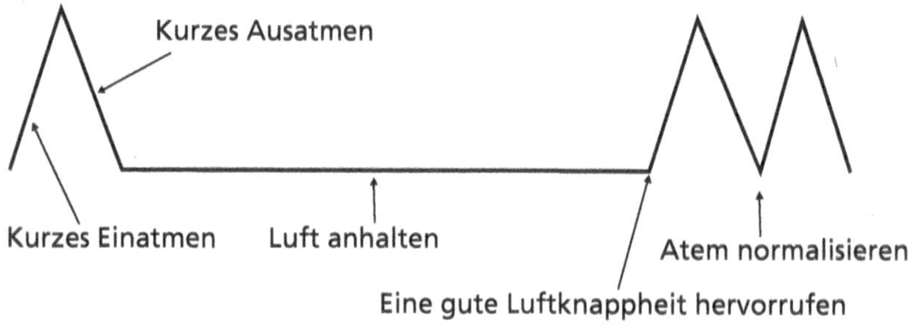

Halten Sie Ihren Atem so lange wie möglich an, um Ihre Nase zu befreien und Sekret oder Verstopfungen loszuwerden. Wiederholen Sie das Atemanhalten alle 30 Sekunden.

Übung 2: Atmen mit reduziertem Volumen (vereinfachte Form und Übungsvariante)

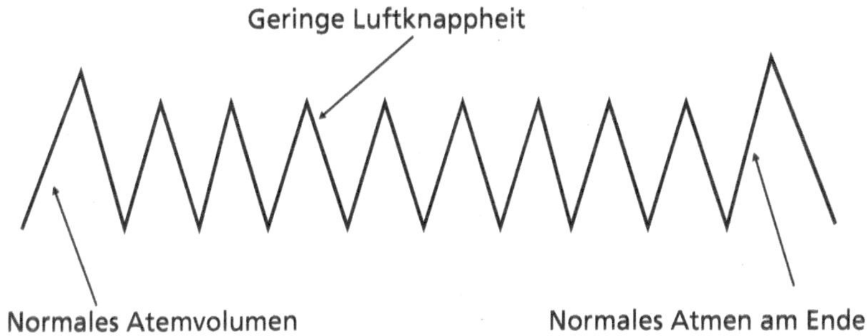

Legen Sie einen Finger quer unter Ihre Nase. Atmen Sie nun die Luft leicht durch den äußeren Rand Ihrer Nasenlöcher ein. Atmen Sie ausreichend Luft ein, um Ihre Nasenlöcher zu füllen – aber nicht mehr. Die Atmung sollte entspannt und leise sein. Konzentrieren Sie sich darauf, Ihren Atem zu beruhigen. Versuchen Sie, den entstehenden Lufthunger für rund vier Minuten aufrechtzuerhalten. Er sollte spürbar, aber nicht unangenehm sein.

Bei der Übungsvariante für teilweise verstopfte Nasenlöcher machen Sie die gleiche Übung nur mit der verstopften Seite, indem Sie die freie Seite mit einem Finger verschließen.

Übung 3: Nasenatmung während des Sports

Gehen Sie mit geschlossenem Mund spazieren, um einen Lufthunger hervorzurufen. Laufen Sie so schnell, dass Sie ein Verlangen nach Luft verspüren – aber nicht so schnell, dass Sie Ihren Mund öffnen müssen. Seien Sie beim Sport vorsichtig, wenn Sie einen niedrigen KP-Wert haben.

Übung 4: Atemanhalteübung während des Sports

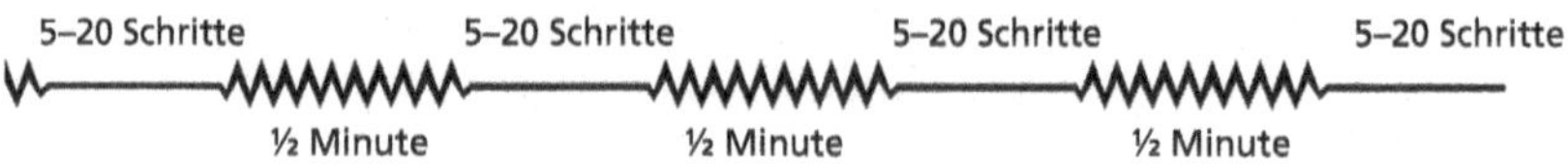

1. Gehen Sie, während Sie einen geringen Lufthunger aufrechterhalten.

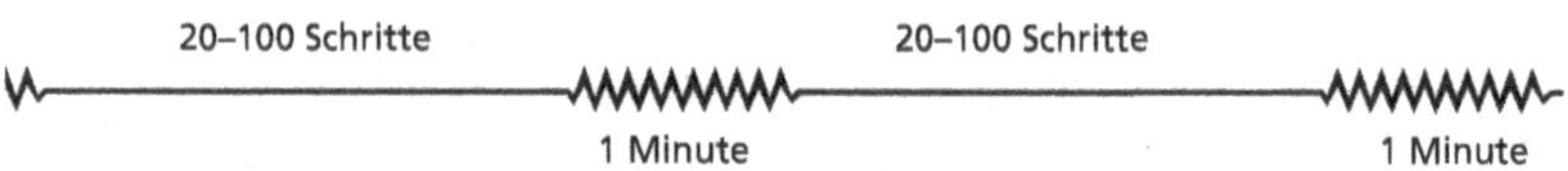

2. Gehen Sie, während Sie einen großen Lufthunger aufrechterhalten.

Übung 5: Schritte

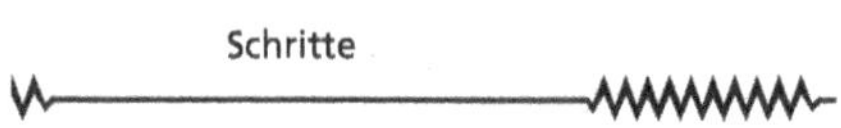

Diese Übung ist für Kinder und Erwachsene mit mildem bis mittlerem Asthma geeignet.

Übung 6: Kurzes, häufiges Luftanhalten

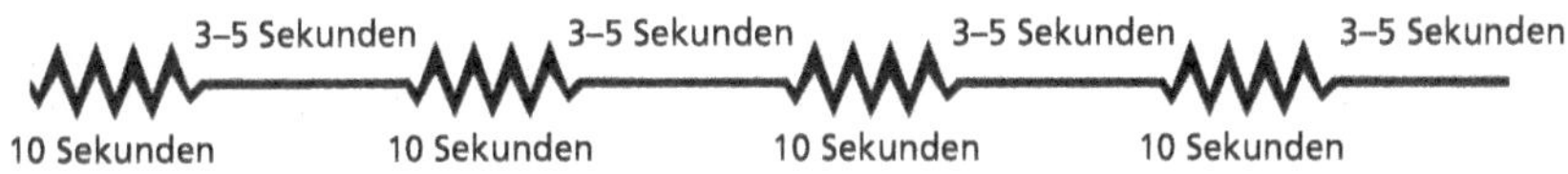

In drei Schritten zum Ziel

1. **Beenden Sie das Überatmen.** Achten Sie zu jeder Zeit auf Ihre Atmung. Wenn sie laut ist, beruhigen Sie sie. Wenn Sie seufzen möchten, dann schlucken Sie stattdessen oder halten Sie Ihren Atem an. Stellen Sie sicher, dass Ihr Mund immer geschlossen ist – auch nachts.
2. **Kontrollieren Sie über den Tag hinweg immer wieder Ihre Atmung.** Reduzieren Sie Ihren Atem über den Tag hinweg immer wieder. Üben Sie das kurze, häufige Luftanhalten. Sie sollen Lufthunger spüren! Machen Sie die Übungen beim Fahren, Fernsehen, Essen, in der Schule oder bei der Arbeit, beim Warten – wann immer Sie die Möglichkeit dazu haben. Sie müssen pro Tag 90 Minuten mit den Übungen verbringen, um Fortschritte zu machen.
3. **Treiben Sie Sport mit reduzierter Atmung.** Dies ist der beste Weg, um Ihren KP-Wert von 20 auf 40 Sekunden zu verbessern.

Es ist sehr einfach: Atmen Sie weniger, um Ihr Atemzugvolumen zu normalisieren. Irgendwann geht die richtige Atmung in Fleisch und Blut über. Jedes Mal, wenn sich Ihre KP um fünf Sekunden verbessert, werden Sie sich besser fühlen. Sie haben die Wahl!

Quellen

1 Wodurch entsteht Asthma?

1 Asher MI, Montefort S, Bjorksten B, Lai CK, Strachan DP, Weiland SK, Williams H, ISAAC Phase Three Study Group. *Worldwide time trends in the prevalence of symptoms of asthma, allergic rhinoconjunctivitis, and eczema in childhood: ISAAC Phases One and Three repeat multicountry cross-sectional surveys.* Lancet. 2006; 368: 733–743

Tedeschi A, Airaghi L. *Is affluence a risk factor for bronchial asthma and type 1 diabetes?* Pediatr Allergy Immunol. 2006; 17 (7): 533–537

Von Hertzen LC, Haahtela T. Asthma and atopy – the price of affluence? Allergy. 2004; 59 (2): 124–137

Woolcok AJ, Peat JK. Evidence for the increase in asthma worldwide. Ciba Found Symp. 1997; 206: 122–134; Diskussion 134–139, 157–159

2 Rona RJ. *Asthma and poverty.* Thorax. 2000; 55: 239–244

Gold DR, Wright R. *Population disparities in asthma.* Annu Rev Public Health. 2005; 26: 89–113

Basagana X, Sunyer J, Kogevinas M, Zock JP, Duran-Tauleria E, Jarvis D, Burney P, Anto JM. *Socioeconomic status and asthma prevalence in young adults: the European Community Respiratory Health Survey.* Am J Epidemiol. 2004; 160: 178–188

Eagan TML, Gulsvik A, Eide GE, Bakke PS. *The effect of educational level on the incidence of asthma and respiratory symptoms.* Respir Med. 2004; 98: 730–736

Lindbaek M, Wefring KW, Grangard EH, Ovsthus K. *Socioeconomical conditions as risk factors for bronchial asthma in children aged 4–5 yrs.* Eur Resp J. 2003; 21: 105–108

Esaroni G, Farchi S, Davoli M, Forastiere F, Perucci CA. *Individual and area-based indicators of socioeconomic status and childhood asthma.* Eur Resp J. 2003; 22: 619–624

Oopman LP, Wijga A, Smit HA, De Jongste JC, Kerkhof M, Gerritsen J, Vos AP, Van Strien RT, Brunekreef B, Neijens HJ. *Early respiratory and skin symptoms in relation to ethnic background: the importance of socioeconomic status; the PIAMA study.* Arch Dis Child. 2002; 87: 482–488

Etuveli G, Hurwitz B, Sheikh A. *Ethnic variations in incidence of asthma episodes in England & Wales: national study of 502.482 patients in primary care.* Respir Res. 2005; 21: 120

lmqvist C, Pershagen G, Wickman M. *Low socioeconomic status as a risk factor for asthma, rhinitis and sensitization at 4 years in a birth cohort.* Clin Exp Allergy. 2005; 35: 612–618

Uran-Tauleria E, Rona RJ. *Geographical and socioeconomic variation in the prevalence of asthma symptoms in English and Scottish children.* Thorax. 1999; 54: 476–481

3 da Cunha SS, Pujades-Rodriguez M, Barreto ML, Genser B, Rodrigues LC. *Ecological study of socio-economic indicators and prevalence of asthma in schoolchildren in urban Brazil.* BMC Public Health. 2007; 7: 205

4 Bowler SD, Green A, Mitchell CA. *Buteyko breathing techniques in asthma, a blinded randomised controlled trial.* Med J Aust. 1998; 169: 575–578

5 Johnson BD, Scanlon PD, Beck KC. Regulation of ventilatory capacity during exercise in asthmatics. J Appl Physiol. 1995; 79 (3): 892–901

6 McFadden ER Jr, Lyons HA. *Arterial-blood gas tension in asthma.* N Engl J Med 1968; 278 (19): 1027–1032

7 Centers for Disease Control and Prevention. *Surveillance for asthma: United States, 1980–1999.* MMWR 1998; 51: 1–13

8 Demeter SL, Cordasco EM. *Hyperventilation syndrome and asthma.* Am J Med. 1986; 81 (6); 989–994

9 Griffin MP, McFadden ER Jr, Ingram RH Jr. *Airway cooling in asthmatic and non-asthmatic subjects during nasal and oral breathing.* J Allergy Clin Immunol. 1982; 69 (4): 354–359

Deal EC Jr, McFadden ER Jr, Ingram RH Jr, Jaeger JJ. *Esophageal temperature during exercise in asthmatic and nonasthmatic subjects.* J Appl Physiol Respir Environ Exerc Physiol. 1979; 46 (3): 484–490

Strauss RH, McFadden ER Jr, Ingram RH Jr, Deal EC Jr, Jaeger JJ. *Influence of heat and humidity on the airway obstruction induced by exercise in asthma.* J Clin Invest. 1978; 61 (2): 433–440

Tabka Z, Ben Jebria A, Vergeret J, Geunard H. *Effect of dry warm air on respiratory water loss in children with exercise-induced asthma.* Chest. 1988; 94 (1): 81–86

Davis MS, Schofield B, Freed AN. *Repeated peripheral airway hyperpnea causes inflammation and remodeling in dogs.* Med Sci Sports Exerc. 2003; 35 (4): 608–616

Haas F, Levin N, Pasierski, Bishop M, Axen K. *Reduced hyperpnea-induced bronchospasm following repeated cold air challenge.* J Appl Physiol. 1986; 61 (1): 210–214

Moloney E, O'Sullivan S, Hogan T, Poulter LW, Burke CM. *Airway dehydration: a thera peutic target in asthma?* Chest. 2002; 121: 1806–1811

Chen WY, Horton DJ. *Heat and water loss from the airways and exercise-induced asthma.* Respiration. 1977; 34,305-313

Strauss RH, McFadden ER Jr, Ingram RH Jr et al. *Influence of heat and humidity on the airway obstruction induced by exercise in asthma.* J Clin Invest. 1978; 61: 433–440

Strauss RH, McFadden ER Jr, Ingram RH Jr et al. *Enhancement of exercise-induced asthma by cold air.* N Engl J Med. 1977; 297: 743–747

Deal EC Jr, McFadden ER Jr, Ingram RH Jr et al. *Hyperpnea and heat flux: initial reaction sequence in exercise-induced asthma.* J Appl Physiol Respir Environ Exerc Physiol. 1979; 46: 476–483

Anderson SD, Schoeffel,RE, Follet R et al. (1982) *Sensitivity to heat and water loss at rest and during exercise in asthmatic patients.* Eur J Respir Dis. 1982; 63: 459–471

Davis MS, Freed AN. *Repetitive hyperpnoea causes peripheral airway obstruction and eosinophilia.* Eur Respir J. 1999; 14 (1): 57–62

Davis MS, Freed AN. *Repeated hyperventilation causes peripheral airways inflammation, hyperreactivity, and impaired bronchodilation in dogs.* Am J Respir Crit Care Med. 2001; 164 (5): 785–789

10 Davis MS, Freed AN. *Repetitive hyperpnoea causes peripheral airway obstruction and eosinophilia.* Eur Respir J. 1999; 14 (1): 57–62

11 Meuret AE, Ritz T, Wilhelm FH, Roth WT. *Targeting pCO(2) in asthma: pilot evaluation of a capnometry-assisted breathing training.* Appl Psychophysiol Biofeedback. 2007; 32 (2): 99–109

Ram FS, Holloway EA, Jones PW. *Breathing retraining for asthma.* Respir Med. 2003; 97 (5): 501–507

Meuret AE, Ritz T, Wilhelm FH, Roth WT. *Targeting pCO(2) in asthma: pilot evaluation of a capnometry-assisted breathing training.* Appl Psychophysiol Biofeedback. 2007; 32 (2): 99–109

Liverko IV. *[The blood oxygen-transport system and oxygen tissue balance in patients with bronchial asthma (BA) concurrent with carbohydrate metabolic disturbances].* Probl Tuberk Bolezn Legk. 2005; (2): 26–28 (Russischsprachiger Artikel)

Laffey JG, Kavanagh BP. *Carbon dioxide and the critically ill – too little of a good thing?* Lancet 1999; 354 (9186): 1283–1286

12 Sterling GM. *The mechanism of bronchoconstriction due to hypocapnia in man.* Clin Sci. 1968; 34, 277–285

13 Yandell Henderson, zit. nach Rakhimov A. *Normal breathing – the key to vital health.* 1st ed. CreateSpace Independent Publishing Platform, 2014

14 Finnerty JP, Harvey A, Holgate ST. *The relative contributions of histamine and prostanoids to bronchoconstriction provoked by isocapnic hyperventilation in asthma.* Eur Resp J. 1992; 5: 323–330

Kontos et al. 1972, zit. nach Chaitow L, Bradley D, Gilbert C, Ley R. Multidisiplinary approaches to breathing pattern disorders. 5th ed. Mosby, 2002

15 Lum LC. *Hyperventilation: the tip and the iceberg.* J Psychosom Res. 1975; 19: 375–383

16 Nish A. Dealing with exercise-induced asthma. Asthma Magazine. 2005; 10(4): 25–27

17 American Thoracic Society. *Laughter-induced asthma: it's no joke.* Science Daily 2005. https://www.sciencedaily.com/releases/2005/05/050524230036.htm (Abruf 28.6.2019)

3 Die Buteyko-Methode

1 Ballentine 1979 und Holmes 1950, zit. nach Fried R. *The hyperventilation syndrome.* Johns Hopkins Universtiy Press, 1987
2 Greisheimer 1963, zit. nach Fried R. *The hyperventilation syndrome.* Johns Hopkins Universtiy Press, 1987
3 Flutter J. *The negative effects of mouth breathing on the body and development of the child.* https://buteykoclinic.com/wp-content/themes/kingdomvision-v1-12/docs/restrict.php?file=5_1398684276.pdf (Abruf 28.6.2019)
4 http://en.wikipedia.org/wiki/Nasal_breathing (Abruf Juli 2008)

4 Lebensstil – Schlaf und Ernährung

1 Price WA. *Nutrition and physical degeneration.* Keats Pub, 2003

Anhang

1 Pearce N. *Adverse reactions: the fenoterol story.* Auckland University Press, 2007
2 Beasley R, Pearce N, Crane J, Burgess C. *Withdrawal of Fenoterol and the end of the New Zealand asthma mortality epidemic.* Int Arch Allergy Immunol. 1995; 107(1–3): 325–327
3 Begg EJ. *Adverse reactions: the fenoterol story by Neil Pearce.* N Z Med J 2007; 120(1254): 83–85
4 Siegel SC. *History of asthma deaths from antiquity.* J Allergy Clin Immunol. 1987; 80(3 Pt 2): 458–462
5 AmericanLungAssociation. https://www.lung.org/
6 Asthma UK. https://www.asthmaandlung.org.uk/
7 Braman SS. *The global burden of asthma.* Chest. 2006; 130: 4S–12S
8 Prem V, Sahoo RC, Adhikari P. *Comparison of the effects of Buteyko and pranayama breathing techniques on quality of life in patients with asthma – a randomized controlled trial.* Clin Rehabil. 2013 Feb;27(2):133-41

9 Adelola OA, Oosthuiven JC, Fenton JE. *Role of Buteyko breathing technique in asthmatics with nasal symptoms.* Clin Otolaryngol. 2013; 38(2):190–191

10 Hassan Z, Riad N, Ahmed F. *Effect of Buteyko breathing technique on patients with bronchial asthma.* Egypt J Chest Dis Tubercul. 2012; 61(4): 235–241

11 Austin G, Brown C, Watson T, Chakravorty I. *Buteyko breathing technique reduces hyperventilation induced hypocapnoea and dyspnoea after exercise in asthma.* Pulmon Rehabil. 2009 (Physiotherapy School, Hertfordshire, Hatfield, Herts, United Kingdom)

12 Cowie RL, Conley DP, Underwood MF, Reader PG. *A randomised controlled trial of the Buteyko technique as an adjunct to conventional management of asthma.* Respir Med. 2008; 102(5): 7267–32

13 McHugh P, Duncan B, Houghton F. *Buteyko breathing technique and asthma in children: a case series.* N Z Med J. 2006; 119(1234): U1988

14 McHugh P, Aitcheson F, Duncan B, Houghton F. *Buteyko breathing technique for asthma: an effective intervention.* N Z Med J. 2003; 116(1187): U710

15 McHugh P, Aitcheson F, Duncan B, Houghton F. *Buteyko breathing technique for asthma: an effective intervention.* N Z Med J. 2003; 116(1187): U710

16 Bowler SD, Green A, Mitchell CA. *Buteyko breathing techniques in asthma: a blinded randomised controlled trial.* Med J Aust. 1998; 169: 575–578

Über den Autor

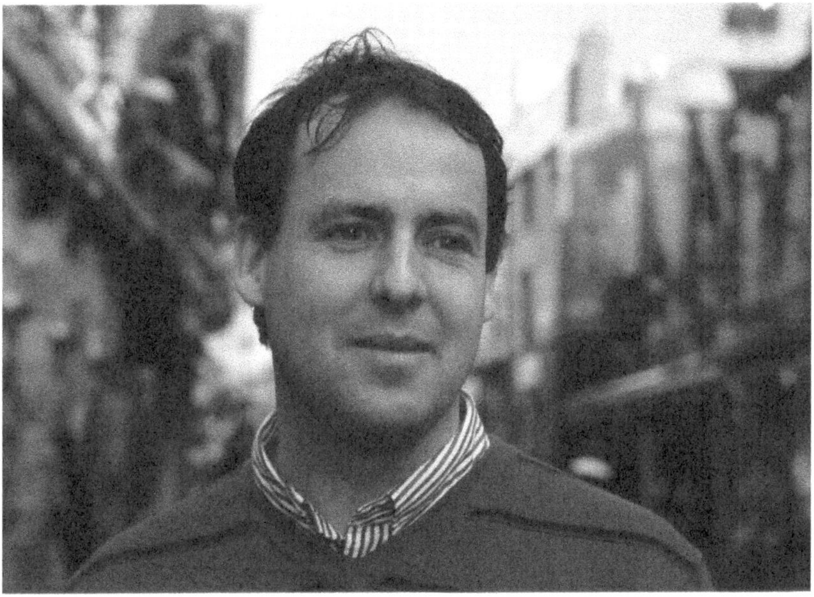

Da er selbst über 20 Jahre lang an Asthma und anderen Atemstörungen litt, ist Patrick McKeown das Thema Atmen ein großes persönliches Anliegen. 2002 schloss er seine Ausbildung in der Buteyko-Methode, einem Verfahren der Komplementärmedizin zur Behandlung von obstruktiven Atemwegserkrankungen, an der Buteyko-Klinik in Moskau ab. Heute ist er Leiter der AstmaCare-Klinik und Mitglied mehrerer medizinischer Gremien und Gesellschaften. Er gibt weltweit Workshops und Vorträge zum Thema Atemstörungen und lehrt die Buteyko-Methode. Außerdem hat er bereits mehrere Bücher geschrieben, die in über zehn Sprachen übersetzt wurden, darunter der Bestseller *Erfolgsfaktor Sauerstoff* (riva 2018).

Weitere Infos zur Buteyko-Methode finden Sie auf der Website www.buteykoclinic.com.